著 **大野哲生**

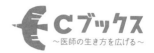
Cブックス
〜医師の生き方を広げる〜

超実践
マニュアル

ありそうでなかった！
専門外の診療にも
役立つバイト医のバイブル

MC メディカ出版

本書を執筆するにあたって

バイト医はなぜマイナスイメージを持たれているのか？

「医師がバイトをしている」という事実は世間一般ではあまり知られていない。ドラマなどの影響で以前と比べて認知される傾向にはあるものの、実際にどのようなものなのかを知っている人は少ない。

ましてや医師自身のなかにも医師のバイトや外勤に精通していると胸を張って言える（むしろ言いたくない？）人はどれほどいるだろうか。医師の世界では、バイトだけで生計を立てているバイト医は、「楽してお金を稼いでいる」「ろくな診療もしていない」と白い目で見られがちな存在である。特に急性期病院で毎日身を粉にして働いている専門医が、圧倒的に自分たちより忙しくない者たちが自分より稼いでいる事実を知ったら、驚愕し、一種の妬みのような感情を抱くだろう。

しかし何がどうなってマイナスのイメージを生み出しているのかを紐解いてみてみると、意外と単純な図式であることに気が付く。そもそも医師のバイトや外勤は、特に医師不足が深刻な地方の機関が医師を募集し、それに外部の医師が応える、その間に金銭の授受と紹介業者の仲介がある、という図式で成り立っている。これだけをみたら何ら問題はなく、むしろ双方にとって win-win の関係である。

では、なぜマイナスのイメージを持たれているのか。それは、「多額な報酬をもらっている割には仕事内容が詰まっていない」と思われているからではないだろうか。つまり、「仕事の内容に比較的単純なものが多い上に、それをやる医師もいい加減に業務をすませている」というイメージがあるからではないだろうか。実際、急性期病院での業務と比較して、バイト先や外勤先では比較的負担の少ない業務が多く、そこで働いている医師も向上心や熱意に欠けている人も少なくないのは否めない。

バイト医の存在が全ての人の win につながるために

しかし、そういった現場でも行っているのは同じ医療であり、医療の質に差があってはならない。当然設備や物資の違いでできることとできない

ことがあるため、その差が出てしまうのは仕方がないが、医師の知識不足や熱意の違いで低い質の医療しか提供できなくなるのは、絶対にあってはならないことである。

そのため本書はそのような医師バイト・外勤の質の向上を目的とし作成した。また地方勤務、開業などで専門分野以外の診療に携わる際にも"最低限の医療の質"を保証できるようになるマニュアル本を目指して作成した。

また、物を書く際にできるだけ例外がなく正しい表現になることを第一の目標として書いた場合、いくら正確であっても実際の"わかりやすさ"とはずれてしまうことが多々ある。本書では"わかりやすさ""実践しやすさ"に重きを置いた。そのため、それぞれの分野において経験者が得てきたバイトのコツを、医療知識だけでなく、「実際にやるときに役に立つ」という目線で全てを編集した。なので、100%正確ではない表現であったり、最新の evidence に多少反していたりする部分もある可能性は否めない。医学の知識面に関しては最新のガイドラインや成書に譲らせていただき、ここで書いてあることは、ぜひ自分が行う医師バイト・外勤・非専門領域の診療の最初の踏み台として活用していただきたい。特に一般内科外来の項では、どの科の医師であっても必要な知識や心得を記載しており、筆者の魂が最もこもった部分である。外来診察を行う医師だけではなく、ぜひ、全ての医療関係者に見ていただきたい。

本書は決して、「バイト医はいいよ！ おススメ！ バイト医になろう！」と謳っている書物ではない。ましてや「医師たるもの、お金という俗物にとらわれず、医道に邁進すべきだ！」という考えを真っ向から否定するつもりもない。バイトを通して給料を得るのは双方にとって win なのだからむしろよいことである。そのなかで一定の医療の質を保ち、目の前の患者に全力を注ぐことができれば、患者にとっても医師にとっても雇用する側にとっても、多くの人にとって役立つものになるのではないだろうか——そのような考えが作成のきっかけとなった。

このような思いに耳を傾けてくれたメディカ出版様、そして本書を作成するにあたり関わっていただいた全ての協力者に深く感謝申し上げます。

〈謝辞〉

　本書の作成にあたり、婦人科検診、乳がん検診、小児健診、産婦人科外来・当直、精神科病院当直、小児科救急、透析管理、訪問診療（在宅）、整形外科外来、一般皮膚科外来、美容皮膚科外来、AGA、泌尿器科外来、精神科外来、コンタクトバイト、内視鏡、麻酔の章に関してはそれぞれを専門に診療されている先生方にご協力いただきました。本書の趣旨を理解し快く協力していただいた先生方には心から感謝します。本当にありがとうございました。

2022 年 7 月　大野哲生

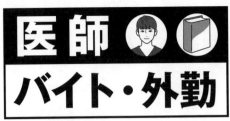

CONTENTS

1章 検診系

2章 問診系

3章 病棟管理

4章 訪問診療

5章 外来

6章 その他

巻末参考資料 ……………………………… 267

COLUMN

著者略歴

大野哲生
（おおの・てつお）

　1990年9月23日愛知県西枇杷島町出身。2016年琉球大学医学部卒業。名古屋第一赤十字病院で初期研修後、北海道釧路市の慢性期病院で勤務。その後、Arbutus college（カナダ、バンクーバー）にて Business management Diploma 取得。Arazy Group Consultants Inc.（カナダ、バンクーバー）に入職し Japan coordinator として営業、翻訳、薬事コンサルティングに携わり会社史上初の本邦クライアント獲得に寄与。

　帰国後培ったビジネススキルを基に老人保健施設の管理者兼医師として勤務し組織拡大に貢献。沖縄県友愛医療センターで急性期医療を行いながら離島医療にも従事し今日に至る。

　「こんな本があったらいいのに」という気持ちをきっかけに本書を作成しました。「で、結局？」「つまりどういうこと？」となってしまうことを嫌い、できるだけ具体的に物事を伝えるよう常に心がけております。本書はまさにそんな私の気持ちを代弁してくれています。

はじめに

医師アルバイトのメリット・デメリット

まず、医師アルバイトを行うにあたって、一般的にメリット・デメリットといわれていることを下記に述べたのでご覧いただきたい。

メリット ADVANTAGE

▶ 給料が高い（時給約1万円）。

▶ 時間の自由度が高い（勤務日数・時間を自分で決めることができる）。

▶ 勤務内容も易しいものが多い（健康診断や問診など）。

▶ 勤務先の職員の方からは王様のように扱われる（多くの医療機関では深刻な医師不足に悩まされているので、とてもありがたがられる）。

デメリット DISADVANTAGE

▶ 毎回案件を探すのが手間（基本的に単発での申し込みが多い上に、応募しても断られることも多い）。

▶ 勤務成約後のキャンセルは一般的に不可能（不測の事態があっても勤務しなければならない）。

▶ 訴訟が起きた際に個人の責任になる可能性がある（バックアップしてくれる存在がないため）。

▶ ほかの医師からは白い目でみられる可能性がある（「楽して金を稼ぐやつ」というレッテルを貼られることがある）。

このほかにも考えられるメリット・デメリットはあるが、勤務内容（健診・外来・当直）によっても違うため、それに関してはそれぞれの章で解説していくこととする。

案件を探す手段

次に、実際にどのように案件を探していくのかであるが、まず医師アル

バイト・外勤案件を探す手段としては、以下の３つに分けられることが多い。

①インターネット（医師アルバイト斡旋業者は数多くあり、その数も増えてきている）

②医局／知り合いからの紹介（医局との提携先や常勤先での診療科内で代々引き継がれている案件など）

③以前の勤務先（個人的に事務長などに連絡をとり、勤務となる場合が多い）

①インターネット

　現在、規模が急速に拡大している市場である。ほかの検索方法と比べて圧倒的な数の勤務案件を比較することができ、勤務するかしないかも全て個人の自由である。自分にとって都合のよい日程や勤務形態を探すことができるため、多くの医師が活用している。

　また一般的に人材紹介会社を通して勤務案件を探す場合、②や③のように人づてに勤務案件を探していく場合と違って、「人材紹介会社にバックマージンをとられて損しているのではないか」と危惧してしまうかもしれない。しかし、これは誤解である。確かに、バックマージンは応募をかけた医療機関から人材紹介会社に支払われる。実際に勤務した日数や時間などによって大きく変わるが、一般的に医師に支払われる給与の１割程度が支払われるといわれている。しかし、人材紹介会社を通さずに契約を結んだ場合でも、一般的にこの１割分が医師に支払われることはない。なぜならそのような契約の仕方は御法度であり、それが万が一人材紹介会社にばれてしまった場合、今後の契約を打ち切られたり、罰則が発生してしまったりする可能性があるためで、そのようなリスクは通常侵さない。そのため、この"１割"は、今後も人材紹介会社からの紹介を継続的に受けるためには必要なのである。

　また、人材紹介会社は仕事斡旋のプロであるため、医師の要望と応募を出している医療機関側の要望をすり合わせていくことに非常に長けている。

勤務時間、勤務条件、給料、交通費、宿泊費など、全て人材紹介会社を通せば交渉が可能であり、実際に交渉次第で変動することは多い。それに比べ、医師は普段から営業などの取引を行っていないため、いわばその点に関しては"ど素人"である。また、今までつながりがない赤の他人（医師）からの交渉とこれまで契約を何度も結んできた人材紹介会社と医療機関間のやりとりでは当然、後者のほうが上手であるため、結果的により多くの希望が叶うことが多い。そのため、②や③のようにつてがない場合は、人材紹介会社を通したほうが勤務する医師にとってはるかに好都合なことが多いのである。

実際の探し方については、後述する。

メリット　ADVANTAGE

▶ 案件が多く自分の都合で勤務を探すことができる。条件の交渉を人材紹介会社が代行してくれる（バックマージン分は搾取されているわけではない）。

デメリット　DISADVANTAGE

▶ ほかの医師に先に勤務をとられてしまう可能性があるため、土日勤務や好条件のものは競争率が高い。

②医局／知り合いからの紹介

これは、古典的に行われてきたいわゆる"外勤"にあたるものである。医局との提携先や常勤先での診療科内で代々引き継がれている案件などで、大学病院での給与は一般的に低いためそれを補填するという目的と、医師不足の医療機関が医局から医師を派遣してもらうという give and take の形で行われてきた。かつては入局する一つのメリットともされてきたが、現代では①のようにインターネットを使って個人で探すことができるため、その価値は低くなっている。しかし①とは違い、競争率が低く、定期的に勤務できる点に関してはメリットが大きい。また、つながりがある分、融通も利く。

▶競争率が低い。定期的に（毎週水曜日夜など）勤務を継続することができる。もともとつながりがあるところのため、勤務時間などの点で融通が利く。

▶つてがなければ知り得ない案件のため、数が圧倒的に少ない。医局に入局したり、つてがある人が周りにいたりしなければならない。

③以前の勤務先

　これは非常に現実的であり、かつ有効である。以前に何らかの形で勤務したことがある職場の場合、そこの**事務長などと連絡先を交換しておく**ことで、その先、また人が必要になった際や、ゴールデンウィークや年末など常勤医の代行が必要な場合などに、再度勤務することができる。特に比較的過疎地域などで勤務した場合などは、毎回求人に苦戦している場合も多いため、**募集をかける医療機関側にとっても好都合**となる。また給与などは以前勤務した際のものを踏襲することが多いため、よほど多くの要望を出さなければ交渉が難航することは少ない。

▶競争率が低い。また、すでに仕事内容がわかっているため、円滑に仕事を行うことができる。以前勤務した場所であれば、再度条件交渉をする手間が省ける。

▶自分が勤務したい日程で募集があるとは限らない。また、かなり前もって連絡をし、予定を調整する必要がある。

インターネットでの案件の探し方と準備

インターネットでの検索方法

　"医師　スポットバイト"などで検索をかければ、無数の人材紹介会社

がヒットする。まずは、その人材紹介会社への登録が必要となる。インターネットから必要な情報を入力しただけで登録完了とする所もあれば、実際にその会社の人と会い、面接をしたのちに初めて登録完了となる所もある。またサービス券や金券などがもらえる紹介キャンペーンをやっている所も多いため、可能であれば知人から紹介を受けて登録をするとよい。

提示書類の準備

登録の際に、医師免許証、臨床研修修了登録証は基本的に提示が必要であるため、あらかじめコピーを取っておくとよい。保険医登録票（小さいサイズの黄色の紙で書かれているもの）や麻薬施用者免許証も提示を求められることもあるため、同様にコピーを取っておくとよい。

応募方法

人材紹介会社への登録が完了したら、実際に勤務案件に応募することができる。日程、時間、勤務地、科目、こだわり条件（経験不問、ゆったり勤務など）を選択し、自分に合った勤務案件を検索し応募を行う。時間調整が必要な場合（8:00～17:00 の勤務だが 8:30 からしか勤務できないときなど）は、あらかじめそれでも勤務可能か質問し、問題がないことを確認してから正式な応募を行う。

注意点としては、いったん勤務が成立した案件は、基本的に医師側の都合で取りやめることはできないことである。スポットバイトであっても急に勤務の変更をすることで、そこに関わる多くの人が被害を受けることになる。一般的な社会人のマナーとして必須である。

探すタイミング

また勤務案件を探すタイミングとしては、スポットバイトの場合はおおよそ 1 ヵ月前～2 週間がベストと思われる。早すぎるとまだ案件が出ておらず、遅すぎれば人気のある好条件の勤務案件はすでにほかの医師に取られている可能性が高い。そのため勤務を探している日程があれば、1 ヵ月前から毎日チェックするくらいが一番望ましい。またこれは運ではあるが、何らかの理由で勤務にキャンセルが出た場合は緊急で募集がかかる場合があるため、勤務数日前も案件を探すタイミングの一つである。

勤務地の特徴

　勤務地の特徴として、筆者の経験上、北海道は一般的に好条件の案件が多い。おそらく広大な土地ゆえに道内でも行き来するのが大変であるため、人手不足になりやすいことが理由の一つであろう。飛行機代を含めた交通費を出していただけることが一般的であり、前泊や後泊も可能な所が多い。そのため、たとえ北海道外に住んでいても、数日間連続で勤務することが可能であれば、北海道の案件を探すことを個人的におススメする。ちなみに筆者は現在沖縄県在住だが、年に1回以上は北海道での医師バイトを行っている。都会は募集案件の多さが特徴の一つであるが、ライバルも多いため、好条件の勤務はすぐに埋まってしまう傾向にある。また遠方からの交通費は出ないことが一般的であるため、近隣に住んでいる場合のみ可能といえる。

1章

検診系

01 健康診断（画像読影なし）

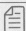 **概要**

　健康診断は医師アルバイトのなかで最も人気があり、案件の数も多い。特に5月や9月は企業健診が最も多いとされる時期であり、良案件では競争になることも多い。数十名～数百名の診察まで規模はさまざまである。通常の診察と違い、1人にかけられる時間は限られている。診察する人数が多い場合、1人あたり30秒程度になることもある。

 勤務内容

　数十名～数百名の診察まで、規模はさまざまである。会社の場合、職員休憩所や食堂の一部を仕切りで隔て、医師の診察スペースを設けることが多い。診察する人数が多い場合、1人あたり30～60秒程度で診察し、次の人が来るまでそのスペースで待つことになる。この際も当然、勤務時間内であるため、スマホなどは極力見ないように！（次の人が突然入ってきて、その姿を見られる可能性もある！）

　ここで受診者を呼び込み、問診→視診・触診（打診）・聴診を行い、判定区分を記入後（←ここが重要！）、受診者を次の場所へ案内する。

また、受診中に体調を崩す受診者がいた場合は、診察し、病院受診必要の有無を指示することもある。

 ## 給料面

多くの場合、時給約 1 万円程度。それに加え、交通費（3,000円～10,000 円程度もしくは実費支給）や拘束料（数ヵ所を巡回バスで移動するにあたり、早めの集合時間を設定されるなど）を支給される場合もある。また、連日同じ機関で勤務する場合は、記載がなくても問い合わせることで宿泊費（5,000 円～10,000円程度）が支給される場合もある。

 ## 勤務時間

午前や午後半日だけの場合が多いが、数ヵ所を巡回バスで移動し、1 日の勤務になることもある。平均して 4 時間程度の勤務が多い。

受診者全員の健診を予定より早く終えた場合は早めに帰宅できるときもあるが、時間までは居なければならないこともあり、終了時刻は主催している団体の方針により異なる。

PRACTICE

診察手順は、問診→視診・触診（打診）・聴診の流れが基本であるが、具体的には以下の診察を重点的に行う。

※この項では、▶色太字部分は「絶対やること」、▶黒太字部分は「時間があればやるべきこと」とする

問診

▶「今までに大きな病気をしたり、手術などを受けたことはありますか？

また、現在病院に通って診てもらっている病気などはありますか？」

既往歴や通院歴があれば当然、重要になる。たいてい医師の診察の前段階ですでに記入されているが、再確認する。

▶「現在、何か困っている症状などはありませんか？」

一般健診でも「息切れ・胸苦などの自覚症状があるかないか」にチェックが必要な場合があるため、オープンクエスチョンにすることで、自覚症状があるのかないのかをざっと把握することができる。

▶「眼がチカチカしたり、喉がイガイガしたりしませんか？」

▶「皮膚にブツブツが出たりしていませんか？」

さらに特殊健診の場合は、扱う物質に応じて追加の質問をする必要がある。物質に応じて懸念される有害事象が変わってくるため、それに応じて問診を行う。例えば、有機溶剤を扱う場合の特殊健診では、粘膜症状や皮膚症状を聞く必要があり、それぞれ出現が懸念される症状に対応した問診を行う。

視診・触診

▶ **眼球結膜黄染があるかないか**

▶ **眼瞼結膜蒼白があるかないか**

個人的には、上記2つは採血結果ですぐにわかるので、身体所見のみで異常を発見する重要性は比較的高くないと思われる。

▶ **頚部リンパ節の腫大があるかないか**

頚部リンパ節腫大も可能なら診ておいたほうがよいが、特に問題のない反応性リンパ節腫脹なども多く、明らかな腫大や石様硬のものでなければ発見の重要度は下がる。

▶ 甲状腺腫大があるかないか

→つばを飲み込んでもらい、その際に両手で気管軟骨の上端を拇指で触診

▶ 下肢（脛骨前面）浮腫があるかないか。また、ある場合は、pitting か non-pitting か、また slow（40秒以上）か fast（40秒未満）を判定

一方、甲状腺ホルモンは測定しない場合が多いため、視診・触診が鍵となる。さらに下腿浮腫も比較的遭遇頻度の高い異常所見であり、心不全、肝疾患、腎不全や甲状腺疾患などを診断する一助にもなる。

▶ 腹部に腫瘤などがないか

腹部は理想を言えば当然診察したほうがよいが、身体所見でわかるような異常があれば本人からの指摘があるはずだし、画像検査に比べてわかる情報が少ないため、時間が限られた健診では胸部聴診の際に腹部まで一気に診る程度になる。

▶ 「皮膚にブツブツが出たりしていませんか？」と尋ね、両手を視診する

さらに皮膚症状に関しては、全身をくまなく観察することは現実的に不可能なため、本人からの聞き取りと両側手掌・手背の視診を行う。

聴診

▶ 心音を聴取する

1人にかけられる時間を考えると、3〜4ヵ所程度で十分である。第2肋間胸骨右縁は AS（大動脈弁狭窄症）の収縮期雑音が最も聞こえる場所であり、必ず聴取すること！　脈が整か不整かも心房細動をみつける点においては重要だが、心電図で発見できるため、心雑音の聴取のほうが重要である。

健康診断の医師の診察で発見すべき一番の異常は、ずばり心雑音、特に収縮期雑音だ。AS は致命的になるが、根治術がある。しかし心エコーをしていない限り医師の聴診以外でみつかることはないので、ここが最も重要な箇所！

呼吸音も重要だが、何か異常所見がある場合はすでにほかに症状が出ていることが多いため、心音よりは優先順位は劣る。頚部血管雑音の聴取が必要な場合もある。

結果入力

手技のつど記入するのもありだが、あまり時間をかけることができない

ので、一気に所見をとったあと記入することが多い。そして、所見を記入したあとに判定区分を判断して記入するが、この判定区分が普段の診療では用いない項目であり、医師にとっては判断に迷う箇所の一つである。

判定区分の方法

　この判定区分に関しては非常に判断を迷うことがあり、医者の判断に大きく左右される。実際、身体診察に関しての明確な判定区分表は存在しない。本書ではその判定区分を少しでも標準化できないかと考え、以下のように考えることを提案する。

　まず、団体により表現方法は多種多様であるため、そもそも判定区分自体が団体間で大きく異なる。以下は代表的な分類方法であり、それぞれの項目の解釈を説明する。

A 異常なし：今回の検査の範囲では異常はありません。

B 軽度異常（差し支えなし）：検査の結果で正常ではない所見があるものの、おおむね問題とはなりません。

※軽度異常とすると余計に混乱を招くため、"差し支えなし"と解釈するほうが理解しやすい。

C 要経過観察：検査の結果にわずかな異常が認められ、誰かの目（医療機関、定期健診）に晒される必要があります。日常生活に注意してください。年に1回定期的に健康診断を受けましょう。

※Cの中に要経過観察（3ヵ月後 or 6ヵ月後）という項目がある場合もある。

D1 要医療：検査の結果で異常がありました。医療機関を受診して医師の診療を受けてください。

D2 要精密検査：検査の結果で異常がありました。まずは医療機関を受診し、精密検査（二次検査）を受けてください。

E 治療中：現在行っている治療を継続してください。

　A、Eに関しては特に説明の必要はないと思う。問題はBとCとD、

D1とD2、それから時折みられる要経過観察（3ヵ月後 or 6ヵ月後）の違いである。

　血液検査結果やBMI、血圧などは医師の診察では判定する必要がなく、その施設での基準などによって後で判断してもらえるため、その場での医師の判断は不要である。しかし身体診察と画像読影に関しては機械で判定するわけにはいかないため、一定の水準を設ける必要がある。画像読影については、日本人間ドック学会がある程度の区分表を発表しているが、それに関しては［02 健康診断（画像読影あり）］で説明するとし、ここでは身体診察の判定区分について説明する。

　そもそも、なぜ健康診断を行うのかに立ち返った場合、その判定には以下のような違いがある。

❶受診者に気にとめておいてほしい

❷経過をみる必要はある

❸病院へ行って治療を受けてほしい

❹病院へ行って、ほかの検査を受けてほしい

　明確な基準はないためそれぞれの診察項目によってどう判断するのかが難しいが、まずはそもそもの健康診断を受ける理由を考え、上の4つを常に意識した上で判定を行う。

　まず、BとCに関しては、❶受診者に気にとめておいてほしいだけなのか、❷経過を誰かにみてもらう必要があるのかの違いを反映させる必要がある。そして、要経過観察とした場合は、「1年後にまた健診を受けてくださいね」という意味にもなる。

　そのため、そもそも国が年に一度の健康診断受診を勧めていることを考慮すると、Bを選ぶ意義があまり感じられない（※BとCをそもそも区別していない団体もある）。アトピー性皮膚炎と診断されているが治療中でない人の軽い皮膚乾燥など、健診で指摘する必要すら怪しいものだけをBにすべきである。

　次に、新たに発見した異常所見や、異常所見かもしれないと思うものは、全てD以上にするべきである。何かの異常所見を発見した場合、本人に

指摘されたことがあるか聞いてみて、すでにそれに関して受診し「異常なし」となっている場合はCを選択し、そうでない限りはDにする。実際に自分の身体診察に100%の自信を持っている人などほぼ皆無であり、また人によって所見のとり方はまちまちである。そのため、少しでも「異常かも」と新たな所見を発見した場合は、ほかの医師の目に触れ、2人の医師により判断されるほうが見過ごされるよりはよっぽどよい。また、その場合は、受診者に「病気ではないかもしれませんが、この場だけでは判断が難しいため、一度ほかの医師の診察も受けていただきたいという意味で、要検査にしておきます」と、その場で一言添えてあげると、必要以上に脅すことにならないため親切である。

　以上の理由から、D2は比較的ハードルを低めに設定してもよい項目といえる。するとD1の立ち位置がみえてくる。要医療といっても、受診していきなり治療を受けることは心肺停止などを除いてはほぼない。どんな疾患でも検査を行わずには、たいてい治療のステップには移行しない。そのため、"明らかな異常"であればD1を選択し、すぐに病院での受診を促す必要がある。

　また、「3ヵ月後再検」や「6ヵ月後再検」など、再検時期の記入を促される場合もある。例えばHbA1cで、過去1～3ヵ月の平均血糖値など、1点ではなく線として経過をみた場合の検査項目における異常や、画像検査で現段階では積極的な医療介入は必要なくとも増大傾向があるかなどの経過をみていく必要がある場合に、「6ヵ月後再検」などと時期を記載する必要がある。この項で主に説明している身体所見だけでは3ヵ月なのか6ヵ月なのかを判断することは困難であるが、軽度の高血圧や血液検査で軽度の脂質異常症など、医療機関を受診するにせよ、まずは生活習慣の改善が必要なものに関しては「一定期間生活習慣の改善努力をしてから受診してください」と説明し、その設定期間として3ヵ月、6ヵ月を選択する。

判定区分の具体例

　画像検査や採血結果など、検査結果の判定区分は別の項で行うとし、ここではその場で医師が記入しなければならない身体診察における判定区分

に焦点をあてる。

心雑音の聴取

　心雑音を聴取した場合、主に治療歴や指摘の有無、自覚症状の有無、雑音の大きさなどを中心に総合的に判断するが、今までに指摘のない新たな指摘であれば基本 D1 または D2 にする。心雑音指摘のなかで最も多い頻度で遭遇する弁膜症が AS である。AS の平均余命は一般的に狭心症が出現しているときは約 5 年、失神発作が出現している時は約 3 年、心不全が出現しているときは約 2 年といわれている[1]。AS の場合、心エコーを行い、高度 AS と診断されれば弁置換術が必要になるが、現在では TAVI（経カテーテル的大動脈弁置換術）など比較的高齢者にも施行できる治療法が確立されているため、早期発見からの診断が非常に重要なものになってきている。

甲状腺腫大

　次に、健康診断において医師の診察により発見されることが多い異常が、甲状腺腫大である。多くの場合、すでに指摘され医療機関で治療を受けているため、その場合は E とする。特に今まで指摘がないが明らかな腫大があり症状を伴う場合は D1、腫大は明らかとはいえないが甲状腺ホルモンを一度測定したほうがよいと思われる場合は D2 とする。

まとめポイント

　健康診断の目的は病気の診断を行うことではなく、病院に行ったほうがいい人を抽出すること。限られた時間のなかで、医師の身体所見でしかわからないところを重点的に診察！　特に、心雑音の聴取が最重要！　次に、甲状腺の腫大！

引用・参考文献
1) Turina, J. et al. Spontaneous course of aortic valve disease. Eur Heart J. 8 (5), 1987, 471-83.

よりよい医療を提供するって、どういうこと?

医療をサービス業の視点で捉えてみる

　よりよい医療を提供するとは、具体的には何をすることだろうか?　勉強して最新の知識を得ること?　患者さんに優しくすること?　なんとなくは思いついても、実際に考えてみると単発のアイディアは浮かぶものの、その大枠を捉えることは難しい。だが、ここでビジネスの知識を吹き込むと、医療の質をいっそう高めるという意味がより鮮明になり、立体視できるため、紹介する。

　そもそもビジネスは、大きくわけて2種類ある。「物を売る製造業（manufacture）」と「サービスを売るサービス業（service industry）」である。しかし実際には、多くのビジネスは大なり小なり製造業とサービス業どちらの要素も含んでおり、純粋な製造業だけ、純粋なサービス業だけ、というのは少ない。

　しかし、医療は物を売っているのではなく、患者さんをよりよい状態に持って行くことが目的であるため、後者のサービス業にあたる。ビジネスの観点からみれば医療は極めてまれな、純粋なサービス業にあたる。そして前者の製造業であれば、その商品自体の質（quality）を高めることこそが、ビジネス自体の向上に寄与すると考えられるが、医療などのサービス業の場合は何が質の向上に貢献するのか、なかなか一言で言い表すことができない。

　だが、ビジネスの世界では、このサービス業における質向上のための要素を、下記の5つに分けている。そして、5つの要素をそれぞれ顧客が求めている水準までもっていくことで、顧客満足すなわちよりよいサービスを提供できたという状態になる。よってこの5つの要素を医療にも当てはめると、「よりよい医療を提供するって、どういうこと?」という先の

問いに対しての解答が見えてくる。

Service quality driver（サービスの善し悪しを決める 5 つの因子）

※この考え方はアメリカ発祥のものであり、項目は以下のように元の英語
のまま覚えていただくことをオススメする。

1. tangible（有形性）：目に見えるもの、認識できるもの
　サービスは目に見えないものだが、目に見える部分も非常に大事な要素
の一つである。

　例えば、店内がきれいな美容室と汚い美容室では、当然、きれいな美容
室のほうが顧客にとってよい印象＝よい美容室という評価につながる。実
際には、美容室は髪の毛を切る場所なので、自分の求める髪型にしてくれ
ればそれだけでよいはずである。しかしサービス業では、顧客の満足度は
総合評価で決まるため、きれいな部屋、清潔な家具、わかりやすい看板な
ど、目に見えるものもサービス業においてとても重要な要素の一つなので
ある。

　これを医療に当てはめてみると、例えばピシッとしたきれいな白衣を着
ている医者と、くしゃくしゃの白衣を着ている医者がいる場合、前者のほ
うが患者の評価も上がる。医療業界（特に医師の世界）では、そんなこと
よりひたすら EBM を追求した医療をすることこそが正義だと考えている
人が少なくはないと思うが、ビジネスの世界で当てはめてみると、きれい
な白衣を着ることはサービスの質を決める非常に大事な要素の一つなのだ。

　また、単なる外見だけではなく、“図を用いて説明する”ということも
tangible の要素である。診察の際や IC の際に、言葉だけではなく図やグ
ラフを用いて説明することは、患者の良好な理解につながり、それは「よ
い医療だ」という認識につながる。

2. responsiveness（応答性）：要望へ反応する迅速さ、適切な迅速さ

　これは、顧客が何かを要望した際に、それに応えるスピードが適切であれ（顧客から求められる迅速さで応えれ）ば、顧客満足度は高まるということである。

　例えば、コーヒーショップでコーヒーを注文した際に、1分でコーヒーが出てくるのと10分かかるのでは、どちらがよいだろうか。当然1分で出てくるほうが客は満足し、それがここのコーヒーショップに対するサービスの評価の一つになる。

　しかし、ここで一つ注意したいのが、あくまでresponsivenessは「適切な速さ」でなされるのがよいのであり、速ければ速いほどよいというわけではない。例えば、先ほどのコーヒーショップの例で考えてみると、コーヒーを注文して3秒でコーヒーを渡されたらどうだろう。あまりにも速すぎるので、作り置きしていたのではないかとか、なんとなく安そうなコーヒーだという感覚が湧くはずである。

　これを医療に当てはめてみる。まず、患者が病院の入り口から入った瞬間からビジネスは始まっている。そこから、受付→診察待ち→診察→検査→診察→会計（もしくは検査を診察前に行う）というのが一般的な流れだと思うが、この工程の間の待ち時間が1時間かかるのと、ほとんどの流れが5分ほどで行われるのでは、当然、後者のほうがよりよいサービス提供と捉えられる。

　開業医など経営者として医療に携わる場合は、以上の工程全てを今一度速めることができないかを考える必要があるが、勤務医の場合は診察待ち時間をいかに減らせるかである。だが医療の場合、緊急性などの問題からほかの患者を後回しにしなければならないというシーンも当然あるため、一概に「速くしろ」というのは厳しいところもある。しかし、「responsivenessが適切であれば患者満足度が上がり、友好な関係を築くことができるかもしれない」ということを頭に入れていることが大事である、と解釈していただきたい。

3. reliability（信頼性）：一言で言えば「約束を破らないこと」

　医療の場合、例えば「次回、外来受診時には、これとこれをします」と約束したにもかかわらず、実際には違う検査、処方を変更・追加で出した場合や違う説明をした場合、医師からすると「必要な医療を行ったまでだ」としても、患者からすると「そんな説明、聞いていない」となってしまうことは、実際に存在する。さらには病棟回診時などに、患者から医療とは少し離れた要望などがあった場合、「看護師さんに伝えときます」と言ってその場を離れ、うやむやにしてしまう医師は少なくはないと思うが、案外、患者は（認知症患者でも）その言葉を覚えている。そして、その医師からみるとささいだと思えることでも、一つひとつの約束を果たすことができなければ、「患者からの信頼性＝満足度」の一つの要素を高めることはできない。

　ただ、ここで注意していただきたいのは、「約束をするな」ということではない。約束をしなければ、そもそも信頼性を失うどころか何も生まれない。全部が全部、「～の可能性は否定できません」などという文言にすれば間違ったことは言わないかもしれないが、信頼性は生まれない。そのため、できるだけ言い切れる所は言い切り、何かが変更になった場合はしっかりと変更に対しての説明をする、ということが重要である。要するに、しっかり説明することが reliability につながるのだ。

4. assurance（確実性）：正しい知識の豊富さ、専門性

　これは、おそらく全ての医師が心得ているはずである。日々勉強し、最新の知識をアップデートして医療行為をなすことが、患者にとっても医師にとってもよいことだとする考えは、まごうことなき真実である。正しい知識を基に診察、診断、治療を行うことは、当然、患者の満足度を向上させる。

5. empathy（共感性）：その人の立場になって考えてみること

　ここで一つ似た言葉に "sympathy（同感）" がある。その違いを、よく

あるたとえを用いて説明する。

例えば、突然ではあるが、目の前に穴に落ちた人がいたとする。その穴は薄暗く不気味であり、落ちた人は、「果たしてここからでられるのだろうか」「助けは来るのだろうか」と不安になるはずである。そのときに、穴の上から「大丈夫か？　でも、よかったよ。即死したわけじゃないんだし」と言うことは"sympathy（同感）"であり、自分も穴の中に入ったという気持ちになって「大変だね。でも、ここから抜け出す方法を一緒に探そう」と言うことは"empathy（共感性）"である。

一見すると非常に似ているが、これは大きく違う。「大丈夫か」と心配する側からしたらほとんど同じようなことを言っているように思えるが、穴に落ちた人からしたら前者は他人事のように聞こえる可能性があり、後者はよりいっそう心強く感じるはずだ。この"empathy（共感性）"こそが、サービス業でも大事な5つの要素のうちの一つとされている。

これを医療に当てはめると、まさに患者・患者家族の立場に立って物事を考えることである。本当にその人の立場に立って考えようとすれば、「大丈夫ですからね」「何か不安なことがあれば、いつでも言ってください」「一緒にがんばりましょう」という言葉が、自ずと出るはずである。それが何度も言うように、「患者満足度の向上＝よりよい医療を提供している状態」につながるのだ。

＊　＊　＊

このように、「よりよい医療の提供」を細分化してみていくと、大きく5つの要素に分けられる。4. assurance（確実性）だけではなく、それと同じくらいほかの4つの要素も医療というサービス業においては重要だと伝えたい。

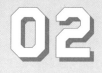

02 健康診断
（画像読影・判読あり）

 概要

　健康診断のなかでも病院、クリニック、健康センターなどで行う場合は、通常の診察に加えX線、超音波検査、心電図などの画像読影・判読を求められることがある。勤務条件に必ず記載があるはずなので、健診の案件に申し込む際には画像読影が"あり"なのか"なし"なのかを必ずチェックし、記載がなければ問い合わせてみるべきである。

　また画像読影にも一次読影と二次読影がある。バイトで行う読影は基本的に一次読影であり、その後、常勤の医師やほかの医師に二次読影を行ってもらうことが多い。

正確には心電図などは読影ではなく判読であるが以下、"読影"に簡略化させていただく。

 勤務内容

　[01 健康診断（画像読影なし）]で説明したような手順で、まずは診察を行う。

　次に、X線、超音波検査、心電図などを必要に応じ読影し判定をしていく。そのため1人にかける時間は当然画像読影なしのものに比べ長くなるため、全体で診る人数自体は20〜30人程度

になることが多い。

 ## ¥ 給料面

　給料は、画像読影"なし"でも"あり"でも基本変わらない。
1時間1万円が相場であり、それにプラス交通費（0～1万円）
があるかどうかである。

 ## 勤務時間

　午前だけ4時間程度という場合が多いが、1日の場合もある。
画像読影のない健康診断と違い、1ヵ所で行うことが多く、移動
の時間などはない。

　受診者全員の健診を予定より早く終えた場合は早めに帰宅でき
る場合もあるが、時間までは居なければならないこともある。

PRACTICE

　問診→視診・触診（打診）・聴診の流れは、［01 健康診断（画像読影な
し）］を参照いただきたい。

　ここでは、画像読影に関して説明する。画像読影は以前のものがあれば、
それと比較するのが鉄則である。基本的には、前のものと比較してその所
見が目立つ・大きくなっているのか、目立たなく（消える）・小さくなっ
ているのか、それともまったく新しい所見がでてきているのかを判断する。
以前のデータがない場合は厄介である。これは一から読影しなければなら
ないため、ぜひ以下の方法で、読影を実践していただきたい。

　また、所見を指摘できれば、その後の判定区分に関しては健診を主催し
ている団体の判定マニュアルがある場合はそれに従う。特にそのようなマ
ニュアルがなければ、日本人間ドック学会から出されている『画像検診判
定マニュアル』[1]と、日本消化器がん検診学会他から出されている『腹部

超音波検診判定マニュアル改訂版（2021年）』[2] を参考に、判定区分を行うことをお勧めする。胸部X線と心電図は、医師が判読して所見を読み取り、そのまま判定を行うため、所見を読み取る力が必要になる。一方、腹部エコーや眼底健診、胃カメラの所見などは、検査を施行した者が所見を記載することが多いため、これらの検査に関しては判定区分表を参考に判定を行うのみで十分である。日本人間ドック学会および日本消化器がん検診学会から転載許諾をいただき、巻末に判定区分表一覧[1,2] を掲載しておくため、参考にしていただきたい。

胸部 X 線

▶ 大事なことは、肺がん・肺結核を示唆する"結節影"と"空洞影"を発見すること

▶ 怪しいと判断したら、CT撮像を二次医療機関に依頼する

　胸部X線写真は、病院によっては入院の際にルーティンで撮影されることも多く、極めて目にする機会の多い検査である。CTを撮像することができる医療機関では、X線検査は得られる情報量の差から軽視されがちだが、被曝量の少なさと簡便性からいまだ重要な検査項目の一つである。また、健診ではいきなりCTを撮影することは少なく、まずは胸部X線でスクリーニングを行い、その後、結果に応じてほかの医療機関でCTを含め精査を行うことも多い。

　胸部X線写真撮像の目的は、診断をつけることではなく、ここでしかみつけられない異常をみつけるためのスクリーニングである。では、ここでしかみつけられない異常とは何か。それはズバリ肺がんである。また、肺結核も自覚症状が乏しい場合があるため胸部X線でみつけるべき疾患の一つといえる。逆に病院での読影の際に最もみつけるべき疾患である肺炎などは、何らかの症状（発熱や咳など）があるはずであり、健診でみつけることは少ないだろう。

　はじめに、肺野を①肺尖部、②上肺野、③中肺野、④下肺野の4つに区別する。以下のように区別ができる。

①肺尖部は鎖骨より上

②上肺野は鎖骨～第2肋骨前側の端ライン

③中肺野は第2肋骨前側の端ライン～第4肋骨前側の端ライン

④第4肋骨前側の端ラインより下

　肋骨は薄く見えるほうが前側にくる側であるため、上から注意深く肋骨を数える。また、最悪この区分が間違っていたとしても、2次医療機関でCTを撮影すればわかるため、必要以上にこだわることはない。だが、「どこに何があるか」の"どこに"は、上記のようにまず判断する。

　次に、「"何が"あるのか」については、厳密に言えば、網状影、索状影、線状影、スリガラス影、浸潤影など、多岐にわたるが、冒頭に述べたように大切なのは、肺がんと肺結核を示唆する結節影と空洞影を見逃さないことだ。その結節影と空洞影とは、一言で言ってしまえば"白い物体や、中が黒くなっている白い物体"である。どのような見た目なのかはネットで画像検索してご確認いただきたい。また、結節影と空洞影の厳密な定義などは他書に譲るとする。即戦力を目指す本書としては、この2つ、つまり"白い物体や、中が黒くなっている白い物体"を見逃さないことを一番の目標とする。もちろん、胸部X線の読影の経験が多く、細かく読影できる場合は、詳細な読影をすることに越したことはないが、多くの医師はそうではないだろう。そのため結節影や空洞影を見逃さないように留意し、少しでも怪しければ2次医療機関でのCT検査につなげることが大事である。

　また、側弯症などは、軽いものは比較的よく遭遇するが、よほど重症でない限りそこで発見したからといって何かが変わるわけではないため、結節影や空洞影の発見よりは優先度が下がるだろう。一応、学校保健法では15°以上を有意ととり、成人では20°以上を有意にとるとされている。大事なのは、それをみつけることによって最終的にどのような結果の違いを生むかである。

腹部エコー

▶ 大事なのは、画像読影力よりも、得られた所見から「経過観察でよいもの」なのか、「要精密検査」なのか、正しく判定区分を行うこと

前述したように、ある程度の所見はエコー技師が所見を記しているはずである。医師はその所見をもとに、医療機関を受診して精密検査（造影CTやMRCPなど）を受けるべきか、あるいは経過観察でよいのかを判断しなければならない。実際に自身がエコーの優れた技術を持っており、判読する力も持ち合わせていれば問題はないが、実際にはそうとは限らない。また、エコー技師の所見が100％正しいとも限らないため、ここも同様に"怪しければ二次医療機関に紹介する"で問題ないと思われる。しかし、明らかに肝血管腫であり、以前の検査でも指摘されており、サイズの増大もないのであれば、毎年必ず紹介をする必要はない。受診者の精神的・金銭的・時間的負担を減らすという意味でも、不要な紹介を避け、経過観察にすることも健診医のできることの一つである。

以下、臓器ごとに留意すべき点について説明する。

肝臓

紹介不要（要経過観察、生活指導などで可）の代表疾患は、肝囊胞、肝血管腫、脂肪肝、肝内石灰化などである。それ以外の所見や、例えば肝血管腫でもサイズが増大してきているものなどでは、紹介する必要がある。

脂肪肝であっても、毎年のように指摘されており、問診やほかの所見からも生活習慣の改善がみられない場合は、生活指導やウルフ®（ウルソデオキシコール酸）やユベラ®（トコフェロール酢酸エステル）内服の検討目的でも一度、医療機関への紹介受診を打診すべきである。アルコールも同様である。これらの生活指導や処方などに関しては、[18 一般内科外来]に記載してあるので参照いただきたい。

胆囊

紹介不要（要経過観察、生活指導などで可）の代表疾患は、10mm 未満の胆囊ポリープ、胆囊腺筋腫症、無症状の胆石などである。それ以外の所

見や、サイズの胆嚢ポリープと例年思われていたが増大傾向にある場合は、胆嚢がんの危険性も生じてくるため、紹介が望ましい。

　胆石に関しては、コレステロール成分を多く含有するものであれば、ウルソデオキシコール酸の内服で1ヵ月に1mm程度の縮小が期待できる可能性があるため、一度は紹介受診すべきであるが、無症状で毎年指摘されており変化ない場合などは、要経過観察としてよいだろう。

胆管

　紹介不要（要経過観察、生活指導などで可）の代表疾患は、胆道系手術（PD術など）後の胆管気腫や無症状の軽度胆管拡張（8mm未満）などである。それ以外の所見がある場合は、紹介が望ましい。

　しかし、胆管に関しては実際MRCP（MR胆管膵管撮影）を撮像しないとわからないことも多いため、何か異常所見があった場合の紹介閾値は低くしたほうがよい。

膵臓

　紹介不要（要経過観察、生活指導などで可）の代表疾患は、径5mm未満の膵嚢胞や膵石などである。それ以外の所見がある場合は、紹介が望ましい。

　しかし、IPMN（膵管内乳頭粘液性腫瘍）含む膵腫瘍は進行するまで症状に乏しいため、ここも何か異常所見があった場合の紹介閾値は低くしたほうがよい。特に主膵管拡張など、膵がんを示唆する所見があれば、早めに二次医療機関に受診できるよう努めるべきである。

腎臓

　紹介不要（要経過観察、生活指導などで可）の代表疾患は、腎杯の拡張を伴わない軽度腎盂拡張、腎嚢胞、腎結石（10mm以下）などである。それ以外の所見がある場合は、紹介が望ましい。

　腎盂拡張は、腹部エコー判定区分で最も頭を悩ます所見である。軽度であれば生理的な狭窄などでもありうるため経過観察でもよいが、中等度異常の場合は結石や腫瘍、はたまた前立腺肥大や神経因性膀胱などが背景に存在する可能性があるため紹介受診すべきである。何を境に軽度や中等度

と判定するかは難しく、これも同様にすでに受診し精密検査を受けたことがあり、増悪の所見がない場合は経過観察としてもよいが、それ以外の要素（年齢、基礎疾患など）を総合的に考慮した上で腫瘍を含めた疾患を除外する必要がある場合は要精密検査にするべきである。

脾臓

紹介不要（要経過観察、生活指導などで可）の代表疾患は、副脾、脾囊胞、脾石灰化、15cm 未満の脾腫などである。それ以外の所見がある場合は、紹介が望ましい。

大動脈

紹介不要（要経過観察、生活指導などで可）の代表疾患は、既知の径30mm 程度の腹部大動脈瘤や短径 7mm 未満の軽度リンパ節腫大などである。それ以外の所見がある場合は、紹介が望ましい。

大動脈瘤も、これまで一度も精密検査を受けていない場合は、紹介が望ましい。

心電図

▶ 心電図の自動判読機能がついていることが多く、所見自体は機械が解析してくれる。健診医のやるべきことは、その所見＋心疾患の有無、症状（動悸、失神など）の有無、家族歴の有無を聴取した上で、専門科受診の必要性を判定することである

心電図の判読は奥が深く、非常に難しい。専門医のように精読できればそれに越したことはないが、実際にはそうではない場合が多いだろう。大事なのはここでも"ふるい分け"であり、ホルター心電図、心エコー検査などを行うべきなのか、それとも 1 年に 1 回の健診フォローでよいのかを判定することにある。

明らかな ST-T 変化など一目瞭然の所見があれば、症状の有無にかかわらず（症状があれば救急搬送レベル）紹介受診をすべきである。おそらく、これに関しては一般内科医のレベルでも問題はないだろう。逆に、わずかな異常所見ではあるけれど症状は特にない場合、積極的に紹介すべきか頭

を悩ませることになる。具体的には、以下の異常所見などである。

PAC（上室性期外収縮）

　加齢現象の一つであり、基本的に紹介受診をする必要はない。ライフスタイル（ストレス、睡眠、暴飲暴食）の見直しなど、生活指導がメインになる。それでも症状が強い場合は、紹介受診を検討する。

PVC（心室性期外収縮）

　こちらも基本的には紹介受診をする必要はない。健常成人でも約3割の人は、1日のうちすくなくとも1回はPVCが出現するほどである。しかし、実際に動悸などの症状がある場合や、心疾患の既往があり、さらに1回の記録でも複数回出現しているような場合は、紹介受診を検討する必要がある。さまざまな形を呈して多源性を示唆する場合も、紹介受診を検討する。

WPW 症候群

　WPW症候群は、おそらく医学生のときに習った「心臓突然死を起こす疾患」という印象が強いため、非専門医にとっては戸惑う疾患の一つである。しかし実際には、WPW症候群を有していても頻脈発作を合併する割合はWPW症候群を有する集団のうち1〜2割程度である。さらにそのなかで突然死を起こす割合は1000分の1程度といわれているため、「WPW症候群≠精査治療が必要」である。

　WPW症候群をみつけた場合、紹介受診を要するのは、①動悸・失神などの症状を伴っている場合、②PSVT既往がある場合、③発作が起きた場合に多くの人の生命に関わる職業に従事している場合、の3つである。症状があったり、動悸の既往があったり、職業上失神など起こしたら危険と考えられる場合、などである。

Brugada 症候群

　こちらも医学生のときに学んだ、いわゆる"ぽっくり病"である。これに関しては、健診レベルではいったん発見した時点で紹介受診が望ましい。

異常 Q 波や R 波増高不良

　心筋梗塞や心筋症など、精査を必要とする疾患を示唆する所見であるた

め、明らかな ST-T 変化がなくても紹介受診の対象所見となる。

右軸偏位／左軸偏位

基本的に、この所見だけであれば紹介する必要はない。

高電位

心室高電位は高い R 波で示唆される。右室高電位は、経過観察で大丈夫である。左室高電位は、ST-T 変化などを伴わなければ紹介不要であり、経過観察で大丈夫である。両室高電位を示唆する場合は、紹介が必要となる。

陰性 T 波

陰性 T 波 ≧ 0.5mV であれば基本的に紹介受診が必要となるが、誘導によっては正常でもみられる場合がある。しかし I、II誘導でみられた場合は必ず異常所見であり、紹介が必須となる。判断が難しい場合は紹介が無難である。

房室ブロック

II 度以上の房室ブロックは、一度紹介受診が望ましい（厳密にはWenckebach の場合は、症状を伴わない限り経過観察でよいとされている）。

脚ブロック

右脚、左脚前枝、左脚後枝の３枝のうち、２枝以上がブロックされている場合、つまり右脚ブロック＋左脚前肢ブロック、右脚ブロック＋左脚後枝ブロック、完全左脚ブロックは、紹介受診が必要。しかし左脚ブロックは、前枝か後枝のどちらか１枝の場合でも、新規に出現している場合は心筋梗塞や狭心症などを示唆している場合があるため、"新規"に出た所見であれば紹介受診が望ましい。

心房細動／心房粗動

指摘されたことがなければ、要紹介受診の所見である。しかし、すでに内服薬でレートコントロールと抗凝固が行われている場合も多いため、その場合は"治療中"の判定となる。

QT 延長

QTc ≧ 481ms の場合は紹介受診が必要であり、それ未満であれば基本的には経過観察となる。

まとめポイント

画像読影・判定は、全てを自力で正確に行うことは非専門医の場合、非常に難しい。しかし健康診断での画像読影・判定は、所見を読み取ることよりも、それぞれの所見がどの判定区分に該当するのかをそれぞれ当てはめる作業である。そして、得られた所見がどの判定区分に該当するかに加えて、実際に今症状があるのかなど、新規に出現したものなのか、増悪傾向なのかを加味し判定を行うことが、この案件での医師が果たすべき役割である。

引用・参考文献
1) 日本人間ドック学会 HP：基本検査項目／判定区分. https://www.ningen-dock.jp/other/inspection（2022 年 7 月閲覧）.
2) 日本消化器がん検診学会 超音波検診委員会 腹部超音波検診判定マニュアルの改訂に関するワーキンググループ．日本超音波医学会 用語・診断委員会 腹部超音波検診判定マニュアルの改訂に関する小委員会．日本人間ドック学会 健診判定・指導マニュアル作成委員会 腹部超音波ワーキンググループ．腹部超音波検診判定マニュアル改訂版（2021 年），日消がん検診誌. 2022, 60, 125-181.

03 特定健診

概要

　特定健診とは40〜74歳までを対象としたメタボリックシンドロームに重きを置き、高血圧、脂質異常症、糖尿病など、生活習慣病予防の方、もしくは今後罹患する可能性が高い方を抽出し、保健指導（特定保健指導）を行うことを目的とした、年に1回の健診である。そのため特定健診だけをやる医師バイトはほぼないと思われるが、クリニックや小規模病院など、いわゆるかかりつけ病院での一般内科外来のなかで行うことはしばしばある。

勤務内容

　基本的には身長、体重、血圧などの測定、採血はすでにほかのスタッフにより施行されていることが多く、医師は一般的な問診（自覚症状、既往歴、喫煙歴など）と身体診察を行い、追加検査（Hb値測定、心電図、眼底検査、Cre値測定）の必要性と判定（※）を行う。

※最終判定は保険者が行うため、医師の判定はあくまで参考所見となる。特定健診の結果と医師の判定を基に、保険者が、①追加検査が必要かどうか、②保健指導を受ける必要があるのか、③健診ではなく外来受診してもらうか、などの最終判断を行い、

受診者に伝える。

　具体的には以下の 2 点を基に、上記①②③のどれにあてはまるかを判定する。

（1）メタボリックシンドロームの基準をどれほど満たしているか

（2）採血結果や喫煙歴など、実際に生活習慣病と結びつく詳細項目はどうか

 ## 給料面

　一般内科外来に組み込まれていることが多いため、これのみでのバイト募集は基本的にはない。そのため［18 一般内科外来］でも記載するように、時給 1 万円程度が相場である。

 ## 勤務時間

　［18 一般内科外来］で詳述するが、基本的に午前 or 午後の 4 時間程度。

PRACTICE

特定健診の目的と医師の役割

　最終的な総合判定は保険者が行う。そのため医師の判定は、あくまで医学的所見に基づいた参考所見となる。そもそも特定健診はメタボリックシンドロームに重きを置いた健診であるため、病気があるかないかを判断するだけではなく、「これを機に生活習慣を改善しましょう」というメッセージが込められたものである。そのため、保健指導を受けるべき群を抽出し、保健指導を受けるよう導くことこそが、本健診の目的である。なかにはすぐに医療機関を受診し精査もしくは投薬を開始したほうがよい群も存在するため、それらのグループ分けを医師が行い、それを基に最終的な判

定が行われる。

※ちなみに、医師が行う必要はないが、総合判定は以下の2点を基に行われる。

(1) メタボリックシンドロームの基準をどれほど満たしているか

(2) 採血結果や喫煙歴など、実際に生活習慣病と結びつく詳細項目はどうか

　各項目をどれほど満たしているかで"積極的支援""動機づけ支援""情報提供"のどの程度の保健指導が必要なのかを保険者が判断する。

医師が実際に行うこと

　医師が実際に行うべきことは、①一般的な問診と身体診察、②追加検査の必要性を検討、③医師としての判定、の3つである。

①一般的な問診と身体診察

　記入票には、既往歴、服薬歴、喫煙歴、自覚症状、他覚症状の欄がある。問診と身体診察を行い、それらを埋めていく。

　すでに生活習慣病で通院している場合は、新たに通院を開始する必要がない。そのため"既往歴"や"服薬歴"は重要となる。"喫煙歴"は、総合判定の際に関わってくる一項目であるため、必ず聴取する。"自覚症状"は、場合によっては健診ではなくすぐに医療機関を受診したほうがよい判断につながる場合もある。さらに、②の追加検査の必要性を検討する上でも必要となるため、聴取する。"他覚症状"は、身体診察とほぼ同義と思われる。身体診察については、[01 健康診断（画像読影なし）]を参照いただきたい。

②追加検査の必要性を検討

　以下の4つは、医師が必要と判断した場合にのみ行うことが推奨されている。そのため、メタボリックシンドロームの基準を満たしていれば、これらの検査を絶対に追加しなければならないわけではなく、あくまで任意である。また、特定健診自体は自治体からの補助があるため実質無料となるが、追加検査に関しては自己負担が必要となる場合もある。そのため、

受診者とも相談する必要がある。

　以下に、主な追加検査と、その実施条件や基準値[1]を挙げる。

貧血検査（Hb、MCV、Hct、RBC など）

▶ 貧血の既往歴がある場合

▶ 眼瞼結膜貧血がある場合

▶ 労作時の息切れがある場合

　上記の際に考慮する。

心電図検査（12 誘導心電図）

▶ 不整脈の自覚症状がある場合

▶ 収縮期血圧 ≧ 140 mmHg または拡張期血圧 ≧ 90 mmHg を満たす場合

　上記の際に考慮する。血圧だけで判定した場合、かなり多くの受診者が該当してしまうため、実際には受診者との相談の上で決める（白衣高血圧の可能性を考えると、1 回の診察室測定だけでは判断できない）。

眼底検査

▶ 収縮期血圧 ≧ 140 mmHg または拡張期血圧 ≧ 90 mmHg を満たす場合

▶ 空腹時血糖値が 126 mg/dL 以上、HbA1c（NGSP 値）6.5％以上または随時血糖値が 126 mg/dL 以上の場合

　上記の際に考慮する。眼底の血管は唯一、肉眼で血管の状態を観察できる血管ともいわれている。動脈硬化の程度や糖尿病性網膜症の有無などを鑑別することができるため、診断的価値は高い。これも実際には受診者との相談の上で決める。

血清 Cre 値

▶ 収縮期血圧 ≧ 130 mmHg または拡張期血圧 ≧ 85 mmHg を満たす場合

▶ 空腹時血糖値が 100 mg/dL 以上、HbA1c（NGSP 値）5.6％以上または随時血糖値が 100 mg/dL 以上の場合

　上記の際に考慮する。長年の高血圧罹患歴やコントロール不良の糖尿病罹患歴は、それぞれ腎硬化症や糖尿病性腎症発症のリスクであるため、必要と判断すれば、一度は腎機能を診ておいたほうがよいと思われる。これも実際には受診者との相談の上で決める。

③医師としての判定

前述したように、総合判定は保険者が行うため、ここでは一言で言うと「保健指導でよいのか、医療機関受診レベルなのか」を判断することである。もちろん異常がない場合は「異常なし」と記載する。異常がある場合に、「すぐに医療機関を受診して精査・治療を行ったほうがよいほどなのか（ex HbA1c ≧ 10%、収縮期血圧 ≧ 200 mmHg など）」「保健指導を行うべきなのか（ex BMI 30、収縮期血圧 140 mmHg など）」を記載する。

また、②の追加検査を行った場合は、その理由をここに記載する。

まとめポイント

特定健診はメタボリックシンドロームに重きを置いたスクリーニング目的の健診である。医療が必要かどうかの2択ではなく、保健指導を行うべき対象かどうかという選択肢を特に重要視している。そのため数値だけで機械的に判断するのではなく、医師としての個別の判断が判定に大きく影響する。医師の役割として、単純に診察上異常があるかないかだけではなく、受診者に生活習慣病を予防することがいかに重要であるかも併せて説明するようにしたい。

引用・参考文献

1) 厚生労働省保険局医療介護連携政策課 医療費適正化対策推進室. 特定健康診査・特定保健指導の円滑な実施に向けた手引き（第 3.2 版）. 2021 年 2 月. 1-41. https://www.mhlw.go.jp/content/12400000/000735512.pdf (2022 年 7 月閲覧)

生活指導は "言うは易く行うは難し"

✎ 患者目線の生活指導を行えているか?

"言うは易く行うは難し" とは、何事も口にするのは簡単だけど、実際にいざやってみると難しいということわざである。特に医療においては、まさにそのことわざ通りだと思う。

例えば、「禁煙しましょう」「断酒しましょう」「減量しましょう」「塩分を制限しましょう」「甘いものは控えましょう」「定期的に運動しましょう」「脂っこいものは控えましょう」これらはまさにその通りであり、実際に行うのは非常に難しい。ましてや、それを指導している医師全員がこれらを実行できているかと言われれば、もちろん "ノー" である。むしろ "医者の不養生" と言われるほどであり、実際、周りを見渡してみてもこのような不健康なことを全て遠ざけて生活している医師はほぼいない。そういう自分も決して胸を張って言えるほど、全て健康的な生活をしているわけではない。

つまり、実際にそれらを行うことは非常に難しいことだという認識を持った上で、説明を行うべきなのである。生活習慣病の患者を診た際に、上記の指示を全て出し、生活習慣を実際に変えることができる人はどれくらいいるだろうか。なかには「医師に言われたから」といって、忠実に守ってくれる患者もいるかもしれない。しかし、現実そう簡単に人は変われない。

ましてや、「その人にとって」と「自分にとって」では価値が全く違うため、同じ尺度では測れないのである。例えば、大の甘党にとってのデザートと自分にとってのデザートでは、まったく価値が違う。そして、それによって得られる幸福度も違う。そのため、一概に「甘いものを控えましょう」と頭ごなしにダメダメ言うのは、自分の立場からみた生活指導なの

であり、患者の立場に立って行う生活指導ではないのである。

🖋 生活指導3つの手順

　では、どのような生活指導を行えばよいのか、筆者は以下の3つの手順で生活指導を行うべきと考えている。

❶まずは"言うは易く行うは難し"であることを理解し、empathyの心をもつこと

　誰しも、身の入っていない説得には心を動かされない。では逆に、身の入った説得とは何かを考えた場合、「熱意がこもっている」「やる気のある」「諦めない」など、さまざまな表現が思い浮かぶ。しかし「熱意がこもっているけど、頭ごなし」「やる気はあるけれど、難しくてわかりづらい」「諦めないけど、なぜか心を動かされない」など、一見うまくいきそうだが、うまくいかない場合もある。

　心を動かされる説明とそうでない説得の違いは、そこに"empathy（共感性）"の心があるかないかだと考える（empathyについては、コラム「よりよい医療を提供するって、どういうこと？」参照）。つまり、「その人の立場に立って物事を考えているか」ということである。生活指導を行う上でも、まずは「実際に行うことは大変難しいということは、百も承知なのですけれども」という言葉を一言付け加えるだけで、相手の受け取る印象は大きく変わる。（コラム「よりよい医療を提供するって、どういうこと？」も参照）

❷医学的根拠を基に改善すべき生活習慣の優先順位をつけること

　「あれもダメ、これもダメ」と言われては、やる気が起こらないのは当然のことである。これも、①の内容と重複してしまうが、「自分だったらどうだろう」という視点で考えた場合、容易に想像ができるはずである。

　しかし実際には、複数の生活習慣を改善しなければならないことのほうが多い。そのため、もちろん最終的には改善すべきところは全て改善していくべきなのだが、初めから全ての改善すべき事項を言い放ち、「後は自

分で生活を変えるよう努力してね」と突き放すのは、患者のことを考えた生活指導ではなく、自分の医師としての責務を考えただけの生活指導となる。

そこで医師がやるべきことは、「その人にとってどの生活習慣を改善することが先決なのか」を、医学的根拠をもって説明することである。

例えば、30歳男性、喫煙者、大酒家、BMI 35、食事は脂っこいものが好きで運動習慣は全くない、という患者が、健診異常を指摘されて受診したとしよう。検査をしていったところ、高血圧、脂質異常症、糖尿病があることが判明した。心機能、肝機能、腎機能、呼吸機能は問題がなかった。この場合、最適な生活指導は「禁煙しましょう」「断酒しましょう」ではなく、一番は「減量しましょう」であろう。一つひとつの問題点の原因を辿っていけば、おそらく肥満であることに行きつくはずである。そのため、減量するために適正なカロリーにした食事を取り、運動習慣をもつことを指導することこそが大事である。もちろんタバコは動脈硬化にも大きく関与するし、禁煙できるのであればするに越したことはない。しかし禁煙に努力を注いでもらうよりも、この人にとってまずは減量をすることが非常に効果的であることを伝えるべきである。例えば、「今の〇〇さんは、高血圧、脂質異常症、糖尿病などの問題点が存在します。それらの原因の大元となっているのは、肥満であることと思われます。まずは体重を減らすということを、第一の目標に考えましょう」と、根拠を基に、やるべきことは何なのかを説明する。

また、その目標設定は具体的であるほどよい。例えば、「次回2ヵ月後の受診日までに－3kgを目指しましょう」や「週に3日は休肝日を作ることを、まずは次回まで約束しましょう」など、どうなったらよいのかをはっきりと具体的に示すことで、実際に行動に移していただけることが多い。

❸生活習慣を変える覚悟があるならば、全力でバックアップすることを約束し、変えないほうが幸福と考えるならば、その選択を尊重することもできると、患者に自分で選択させること

　①②を説明したら、後はその患者の意志が重要となる。Empathy（共感）を心掛けた説明を行い、改善すべき点を洗い出したとしても、そもそも患者自身に改善する意志がなければそれまでである。

　しかし、私はそこまで十分な説明を行った上でも「生活習慣を変えたくない」と患者が考えた場合は、その意見を尊重することも一つの方法だと考える。

　例えば、60歳男性、毎日ビール3Lを飲酒するほどの大酒家という患者が、健診で肝機能異常を指摘され受診したとしよう。検査をしたところアルコール性肝障害があることが判明したが、肝硬変には至っていなかった。この場合、適切な生活指導は「禁酒」である。しかし、それほどの大酒家が、特に自覚症状も出ておらず数値異常をきたしているのみの状態では、なかなか禁酒をするのは難しい。

　Empathyを心掛けて説明し、アルコール性肝障害の最も効果的な治療は禁酒であることを説明したとしても禁酒に応じない場合、単純に見放すのではなく、次のように説明すると効果的である。

　「今、△△さんは、お酒により肝臓がダメージを受けている状態です。症状はないかもしれませんが、実際、数値となって現れています。このまま飲酒を続ければ、いつかは肝硬変になると思われます。成れの果てには、肝がんにもなります。今はまだ肝硬変には至っていないため、お酒をやめれば元に戻れる状態です。逆に言えば、今の状態を改善させるには、お酒をやめることが唯一の治療法と言っても過言ではありません。そのため、今お酒をやめることは非常に価値があるため、強く勧めます。しかし肝硬変まで至ってしまった場合はもうお酒をやめたところで治すことは絶対にできないため、そのときは△△さんの好きなようにしていただいてよいと、個人的には思います。△△さんが今、お酒をやめたいと思うのであれば全力でサポートしますし、そこまで理解した上で飲み続けるというのであれ

ば、それも一つの生き方だと思います」。

　このように、あくまで医療は患者が主体であり、その患者がどうしたいかが非常に重要である。明らかに間違った方向へ突っ走っている場合は、医学的知識を基に医師が正しい道へ誘導するべきである。しかし実際には、そのようにクリアカットできないことが非常に多い。甘いものを食べることを生きがいとしている 98 歳の糖尿病がある超高齢者に、「甘いものを控えましょう」というのは医学的には正しいかもしれないが、患者主体の医療としては正しいとは限らないと思う。つまり、一方的な働きかけでは成り立たないのが医療であり、医療はあくまで患者の患者による患者のためのものであるべきである。

04 婦人科検診

概要

　婦人科検診は、一般的な"健康診断"ではなく、その名の通り婦人診科領域のみの検診であり、主に子宮頚がん検診のことである。経腟エコーは実施する場合とそうでない場合があり、施設によって異なる。実施する場合は経腟エコーの技術が必要となり、子宮体がんや卵巣がんなどの早期発見を行う。

勤務内容

　基本的に子宮頚部細胞診の採取がメインとなり、そのほか腟鏡診や内診、エコーがある施設では、経腟エコー検査まで行う。人数は数名〜数十名と、施設や日によってばらつきがある。

給料面

　半日のみの検診で約1〜3万円程度、1日で5〜8万円程度。

勤務時間

　基本的に半日が多く、地域の検診などではバスを利用し、丸1日行うこともある。予定している人数が終了したら検診終了となるため、人数が少ない場合には予定時間より早く終わることもある。

PRACTICE

　婦人科検診の場合、基本的に対面して問診を行うことはなく、患者さんが入室し、診察台に上がってもらい、診察して所見を記入して終了となる。患者さんとは顔を合わせずにカーテン越しに診察を終了し、早ければ患者さんが入室してから退出まで2～3分程度で終わってしまう。

　そのため、多くの施設で事前に本人に問診票の記載をしてもらい、婦人科的既往歴や月経の状況、分娩歴、手術歴、治療歴、不正出血の有無、本人の気になる症状などが記載されており、記載内容からある程度の情報を読み取る必要がある。例えば、「以前から子宮筋腫などの指摘はないか」「子宮摘出などの手術を受けていないか」「不正出血がないか」など、診察する上で役に立つ情報をあらかじめつかんでおく。また、過多月経などによる貧血や、月経困難症など、器質的異常がなくても婦人科受診を勧める場合もある。

　診察台に上がってもらい砕石位となったら、診察は基本的には、視診／腟鏡診→子宮頚部細胞診→経腟エコーor内診という順番で行う。

視診／腟鏡診

　視診では、まず外陰部に腫瘍性病変や皮膚の異常所見がないかの確認を行う。コンジローマや性器ヘルペス、外陰がんなどは婦人科受診を促すこととなるが、基本的に外陰部の病変は患者自身で違和感を自覚することがほとんどであるため、自分で婦人科を受診することが多く、検診で初めて指摘されるという人は比較的少ない。異常所見や自覚症状があるにもかかわらず婦人科受診していない場合は、婦人科受診の勧めとなる。

　腟鏡診では、腟壁に腫瘍性病変がないか、帯下異常はないか、子宮頚部に異常所見がないかの確認を行う。

　使用するクスコのサイズはSサイズが準備されていることが多いが、未経産の女性や経腟分娩歴のない女性などは、SSサイズやSSSサイズのクスコを使用したほうが、患者さんの疼痛などを軽減できる。

子宮頚部細胞診

　腟鏡診にて子宮頚部を同定したら、SCJ（squamo-columnar junction）領域を中心に細胞を採取する。SCJ は、閉経後女性や未産女性では頚管内に入り込んでおり、頚管内から細胞を採取するように注意する[1]。子宮全摘後の女性であれば、腟断端部より採取する。採取器具にはヘラ、ブラシ、綿棒などがあるが、施設に準備されたものを用いて SCJ を狙って採取する。採取後、標本作製方法には、直接塗抹法と液状検体法があるが、直接塗抹法は採取した細胞をスライドグラスに塗布し、液状検体法は採取した細胞を液の中で撹拌させる。

経腟エコー／内診

　経腟エコーは、実施している施設としていない施設とがある。経腟エコーがある施設では、子宮体がんや卵巣がんの早期発見の一助となる。経腟エコーでは、子宮に関しては内膜の肥厚がないか、筋腫や腺筋症などの病変、そのほか腫瘍性病変がないかの確認を行う。卵巣に関しては、腫大した卵巣がないかの確認を行う。

　子宮内膜に関しては、未閉経女性であれば 15 mm 以上、閉経後女性であれば 5 mm 以上で内膜肥厚となる。そのほか、内膜に low echoic 部分を含む内膜ポリープ様所見がないかなどの確認を行う。

　筋腫や腺筋症に関しては、小さい筋腫 1〜4 cm 程度で無症状であればがん検診の継続を勧める形でいいと思うが、症状のある場合（過多月経・腹部膨満感・月経困難症など）は婦人科受診を勧める。小さい筋腫に関しても、未閉経女性の場合には増大する可能性は十分にあり、閉経後の女性でも増大する筋腫は肉腫などである可能性もあるため、定期的なフォローはしていたほうがよい。そのため、がん検診で年に 1 回程度の定期的なフォローをするように促す。

　卵巣腫瘍に関しては、腫大した卵巣がないかがポイントとなる。未閉経女性では卵巣は 2〜3 cm 程度である。エコーで骨盤内に 4〜5 cm 以上の

腫大した腫瘍性病変を認めた場合は、婦人科受診を勧める。simple cyst であれば良性腫瘍や機能性嚢胞の可能性もあるが、大きくなった場合は手術適応になる可能性もあるため、婦人科受診を勧める。卵巣に関しては、未閉経女性の場合は、割と容易に確認が可能であるが、閉経後の女性の場合、萎縮して卵胞もなく確認がしづらいこともある。多人数の診察で一人あたりにかける時間が短い場合には卵巣の同定は難しいため、エコーで両側付属器領域を確認し腫大した腫瘍性病変がないかを確認する程度にとどまることも多い。

　エコーがない場合には内診を行うこともある。内診では主に骨盤内に腫瘍性病変がないかの確認となり、双手診にて子宮底部を確認し、「巨大筋腫による子宮の増大がないか」や「そのほか明らかな腫瘍性病変が触れないか」の確認を行う。

結果入力方法

　判定区分に関しては［01 健康診断（画像読影なし）］を参照していただきたい。

　A（異常なし）、E（治療中）に関しては、異常所見がない場合は A、すでに婦人科受診しておりフォローされていれば E である。

　B、C、D に関しては、以下のように考える。

B：軽度異常所見はあるが、病院受診するまでではない項目と捉えている。

　具体的には、不正出血のない頚管ポリープや、毎年検診を受けていて変化のない小さい子宮筋腫など。

C：所見はあるが、定期的な検診は受けておいてほしく、次回検診までになにか症状あれば病院を受診してほしい項目と捉えている。

　具体的には、一度精査を行い、検診で経過フォローしているもの。サイズの変化のない子宮筋腫、症状が乏しく変化のない子宮腺筋症、サイズの変化のない内膜ポリープなど。新たに見つかった小さい子宮筋腫で症状のない場合なども、この項目で記入している。小さくても粘膜下筋腫などで過多月経症状などあれば D へ。

D：一度、病院受診して精査してほしい、もしくは治療介入が必要な項目と捉えている。

　婦人科検診においては、できることが限られている。そのため、たとえ結果的に器質的異常がない場合でも、実際にはその後、婦人科受診し精査することで初めて病変を否定することができる。検診という観点から、新規病変や症状がある場合などにはDとして、一度、婦人科受診を促すことも必要と考える。

　具体的には、内膜肥厚や卵巣腫瘍、大きい子宮筋腫、増大傾向やエコー上変性や肉腫を疑う子宮筋腫、新規にみつけた子宮腺筋症や内膜ポリープなど。悪性腫瘍は見逃したくないため、内膜肥厚や卵巣腫瘍（充実部を伴う腫瘍）などは見逃さず、早めに婦人科を受診するように説明しておく。

　子宮頚部細胞診に関しては、ベセスダ分類でNILM以外はすべてDとなる。細胞診判定の結果は病理診断後に施設から送信されるため、記入することはない。

まとめポイント

　エコーや問診票から、婦人科受診をしたほうがいい人を抽出する。子宮頚部細胞診はSCJを狙って採取する。エコーは特に内膜肥厚と卵巣腫瘍の有無を重点的にみる。

引用・参考文献
1）日本産科婦人科学会／日本産婦人科医会編. 産婦人科診療ガイドライン　婦人科外来編2020. https://www.jsog.or.jp/activity/pdf/gl_fujinka_2020.pdf (2022年7月閲覧)

乳がん検診

INTRODUCTION

概要

　乳がん検診は、乳腺外科医ではなくとも経験があれば診療可能であるものから、マンモグラフィーや乳房超音波検査の読影と判定を行える読影認定医の資格がなければできないものまで、さまざまなタイプが存在する。また受診者にはまれに男性が含まれているものの、基本的には女性限定の検診であるため、女性医師が歓迎されることが多い。

勤務内容

　乳がん検診は、任意のものまで含めると、内容として最大で①問診、②視触診、③マンモグラフィー、④乳房超音波検査の4つが挙げられる。①②の問診と乳房視触診のみを必要としているものは特に資格が必要ではなく、実際に診ることができれば問題ないとされることが多い。しかし、③④の読影が必須の検査はそもそも読影認定医の資格が必要となる（非専門医であっても取得は可能であり、内科で開業されている先生でも取得されている方は存在する）。そのため、読影を必要とする案件なのかどうかは、事前に確認しておく必要がある。

　また昨今では、②の視触診に関して乳がんの検出歴とあまり相

関がないとされ、その有用性が損なわれつつある。それよりも、まずは自覚症状を含めた①の問診をしっかりと行い、③のマンモグラフィーの結果に応じて④のエコーを行うかどうかを決めるというのが、一般的な流れになってきている。

 給料面

ほかの単発バイトと同じで、だいたい時給 1 万円程度となる。半日働いて 3〜4 万円が相場となる。

 勤務時間

9 時〜12 時もしくは 13 時までの午前中半日業務が多い。

PRACTICE

問診

自覚症状、既往歴、家族歴の 3 つを聴取する。

自覚症状

▶「おっぱいのことで、何か自覚症状ありますか？」

まずは、最も大事な"自覚症状"を聴取する。後述するが、"自覚症状の有無"が特に大事であるため、必ず聴取する。また基本的には医療用語や堅苦しくわかりづらい言い方を避け、できるだけ多くの人に理解され得るように話したほうがよいと考えているため、個人的には実際に上のように聞いている。もちろん、女性医師の場合は同性同士であるため聞きやすいが、男性医師の場合は"乳房"など堅苦しい言い方をしてもかまわないと思われる。

次に、自覚症状がある場合は、以下の 5 点を聴取する。

①しこりがあるか

②痛みがあるか

③分泌物はあるか

④乳房の変形があるか

⑤皮膚に変化があるか

　また、もちろんそれらに関しては"経過""いつから""どこが""どのように"の一般的な追加問診を行う。

既往歴

▶「今までに大きなご病気をされたことはありませんか。特に乳房の病気をされたことはありませんか？」

　通常の既往歴聴取と同じであるが、特に乳腺疾患がこれまであったかはclosedで聞いておく。例えば、今までに「線維腺腫」と言われてきた人は今回も指摘される可能性が高いため、事前情報として聴取しておくべきである。また、糖尿病に関してはDM性乳腺症という疾患があるため、糖尿病の有無もできたらclosedで聞いておくと、なおよい。

家族歴

▶「ご家族の方でがん、特に乳がんを患われていた方はいらっしゃいませんでしたか？」

　家族歴は乳がん検診において非常に大事である。家族内で乳がん発症があれば、ない人と比べると発症リスクは約2倍になるといわれている[1]。またBRCA1遺伝子あるいはBRCA2遺伝子に病的バリアントを保有している遺伝性乳がん卵巣がん症候群（HBOC）という概念がある。その場合、乳がん、卵巣がん、前立腺がん、膵臓がんなどの発症リスクが高いといわれているため、ほかの悪性腫瘍含め、何か疑う家族歴がないかは非常に重要になってくる。

視触診

視診

▶一言で言えば"左右対称性が崩れていないかを視ること"が視診で行うべきことである

筆者が実際に見ていくポイントは、以下の３点である。

①左右どちらか一方のみの陥没乳頭はないか

②ひきつれと腫瘤がないか

③大きなホクロがないか

①がある場合は、乳がんのサインの可能性があるため、最近できたものであるか聴取し、そうであれば特に要精査となる。②は、左右で比べた場合にわかることがある。③は、マンモグラフィーを撮像した際に石灰化や腫瘤と間違えて捉えられてしまう可能性があるため、あらかじめ視診所見として書いておくと、後の読影医にとってもよいバトンパスとなる。全ては、一言でまとめると「左右対称性が保たれているかどうか」である。

また、乳頭部のびらんや発疹に加え、掻痒感を訴えている場合などは、乳頭 paget 病でよくみられる所見である。

触診

▶ 両手の第２指と第３指（＋第４指）の腹全体を使い、乳房の上を適度な圧力をかけながら滑らせるイメージで乳房周辺をくまなく触診する

上から下まで右から左まで、とにかくくまなく触診を行う。感覚としては肋骨に沿って行うような感じである。座位・仰臥位の２方向で行い、座位の際は背中を伸ばし手掌で後頭部を持ってもらうなど、胸を張った姿勢で行うと触診しやすい。また、乳がんは頚部や鎖骨上窩にもリンパ節転移する可能性があるため、頚部リンパ節、鎖骨上窩リンパ節も触診しておく。乳房の下側は乳房のしわの１cm 下くらいまで乳腺があるといわれているため、そこまで触診を行う。

腫瘤があるかないかをくまなく探し、もしみつけた場合は、その場所の表記（ABCDE の領域。**図1**）と、以下の４点に関して所見をとる。

①硬いか、やわらかいか

②平滑かごつごつしているか

③可動性があるか、ないか

④しこり部の皮膚の発赤があるか、ないか

可動性などがわからなくても、乳がん検診はあくまでスクリーニング検

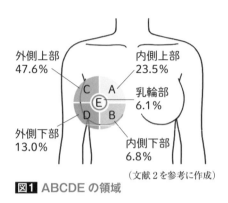

外側上部
47.6%

内側上部
23.5%

乳輪部
6.1%

外側下部
13.0%

内側下部
6.8%

（文献 2 を参考に作成）

図1 ABCDE の領域

査であるため、最悪、「腫瘤があるか、ないか」と「どの領域にそれがあるか」がわかればよい。

マンモグラフィー

　読影認定医の資格がなければ読影不可能であるため、そこに関しては他書に譲るとする。マンモグラフィーのカテゴリー分類で 3 以上のものは乳房超音波検査による精査が必要であるため、紹介受診に回す。

乳房超音波検査

　こちらも上記と同じ理由から、本書では割愛する。

まとめポイント

　乳がんは、近年罹患率が高まっている悪性腫瘍の一つである。しかし幸いなことに、それに合わせて乳がん検診の受診率も増えている。有意義な検診を行い、いかに早期発見ができるかは非常に重要である。一般的な乳がん検診では、①問診（②視触診）、③マンモグラフィーまで行い、「自覚症状がある場合（視触診で異常所見がある場合)」「マンモグラフィーでカテゴリー3以上の場合」は、④乳房超音波検査を含めた専門科紹介受診に回す。とにもかくにも、悪性腫瘍は早期発見が最も大事である。

引用・参考文献
1) Pharoah, PD. et al. Family history and the risk of breast cancer: a systematic review and meta-analysis. Int J Cancer. 71 (5), 1997, 800-9.
2) 全国乳がん患者登録調査報告. 第32号, 2000.

06 小児健診 （1歳半、3歳児健診）

概要

　1歳半健診、3歳児健診は、行政主導で行っている地域が多い。地方の内科クリニックのアルバイトの際に、午後から2〜3時間、公民館や保健センターに赴いて行うケースなどがある。

　成人の健診との大きな違いは、メインとなるものの違いである。成人健診では病気の早期発見をすることがメインとなるのに対し、小児健診では保健師による保健指導がメインとなる。健診業務の前に問題点がピックアップされているケースが多く、健診開始前に担当保健師と情報を共有しておくと、効率よく業務を進められる。医師による診察では、病気の早期発見はもちろんだが、養育環境、成長、発達の評価も求められる。

勤務内容

　公民館、保健センターの個室が用意されており、そこに子どもが親と次々に入ってくる。医師の集合時間より前に保健指導などは終わっており、到着後、準備ができると次々と案内される。そこで、後ほどPRACTICEで解説する問診、診察、保健師との情報共有を行う。1回の健診における人数は10人前後から30〜40人と、少子化の影響で地域によって大きく異なる。途切れる

ことなく流れ作業で進むので、ゆっくり休む時間はないが、予定時間より早く終わるケースが多い。

 ## 給料面

地域によって大きく異なる印象がある。1回1〜3万円というところか。最寄りの駅、勤務先の病院からタクシー移動のことが多い（行政主導なのでタクシー券が容易に出される）。

注意点としては、「外来業務の一業務として、月1回」などといった形で依頼される場合、健診業務をインセンティブとして基本給にプラスしてくれるケースと、給与に反映されないケースがあるので、業務に健診が含まれる場合は確認が必要である。

 ## 勤務時間

午後から2〜3時間というケースが多い。多くの場合、予定時間より早く終わる。

PRACTICE

実際に行うことは、大きく4つのステップに分かれる。
①健診業務を始める前に、母子手帳、保健師による問診票を確認
②親に養育状況、不安な点を確認
③児の診察
④保健師と情報を共有

①健診業務を始める前に、母子手帳、保健師による問診票を確認

▶ 実は、ここで効率よく問題点を把握することで、業務の8割は終了したといえる

・母子手帳：出生背景、健診の経過、身長、体重の推移を把握する。

・問診票：養育環境、地域で把握している問題点などを確認する。

絶対におさえること（母子手帳編）

低身長の発見

　低身長は絶対に見逃してはならない。なぜなら、母子手帳に正常範囲が記載されており、明らかに逸脱しているケースは見落としになってしまう。地域で紹介先は決まっており、疑い例から早めに紹介を行う。

予防接種の接種状況

　意外と打ち忘れているケースがある。多くの場合、すでに保健師からの指導が済んでいる。時折、打たない方針の方がいると、一応ワクチンについて説明をするが、聞く耳を持たないか、無駄なディスカッションが始まってしまう。

［豆知識］

　母子手帳の妊娠経過のページに、母親のコメントを書く欄がある。時間があればこの部分をチェックするとよい。これから現れる母親のキャラが垣間見え、心の準備ができる。

絶対におさえること（問診票編）

養育環境

　地域や保育所で把握している問題点がないかチェックする。すでに行政が介入しているケースは、健診時にあえて聞かなくても大丈夫なケースもある。

健診歴

　母子手帳よりも詳細に記載されている場合がある。また、前回の健診時に、「次回の健診時に改善なければ専門医を紹介」などと申し送られているケースもある。

②親に養育状況、不安な点を確認

　①の確認が終わる、もしくは同時進行で、親と子どもが入室する。まず親から、困っていること、不安なことを確認する。経験的には、質問や不

安があるのは 5 人に 1 人くらいである。そして、10 人に 1 人くらいの割合で、不安があり、質問を事前にたくさん準備している母親がいる。実際には、質問に対して正確に答えることよりも聞いてあげることのほうが大事である場合もあるため、しっかり傾聴する。

　問診票にあった不安や質問をすでに保健師さんが解決していると、問診票にあった質問もされないこともある。この際、健診室にあるおもちゃで子どもを遊ばせておくとよい。遊ばせておくことで、診察前に多くの情報が入手できる。

質問例

　ここで実際にされることが多い質問と、その対応例を紹介する

"食事関連"

　離乳食や好き嫌いについて聞かれることがある。答えのない質問であるため、「みなさん苦労していますよ」「大変ですね」などの労いの言葉をかけ、「自分も苦労しているのですよ」などの共感表現などをうまく駆使して、安心してもらうように努める。必ずしも医学的な回答にこだわる必要はない。

"落ち着きがない"

　近年、発達障害がクローズアップされ、「保育所で『落ち着きがない』と言われる」「うちの子は、ほかの子と比べると落ち着きがない」などの質問をよく受けることがある。これはとても難しい問題であり、少なくとも健診の際に診断をつけるべき問題ではないと考える。ただし、行政、地域で状況が把握されているか、ご家族が利用できる行政サービスがあるかは、保健師に確認の上、地域でフォローしていく旨を伝えるのがよいと思われる。

"言葉が遅れている"

　言語の発達は個人差、養育環境などで大きく差が出る。現在、多くの産科で出生時聴力検査をしており、その結果を母子手帳で確認することができる。難聴を疑う経過がある場合は、耳鼻科受診を指示する。また、言語発達のフォローが可能な行政サービスの紹介などを、保健師に依頼すると

よい。

　近年、言語発達にテレビ、スマートフォン、タブレットなどのメディアが大きく影響しているという報告がある。問診票の"1日の生活"の部分を確認し、テレビだけでなくスマートフォンを見せていないか確認する。メディアに触れる時間が多い場合は、それをなくすように指示するだけでも改善する場合がある。

③児の診察

　1歳半健診では、子どもが親に手をつながれてトコトコ入ってくれば、ほぼ健診は終了である。3歳児健診では、親との問診時におもちゃで遊ぶ様子に問題がなければ、運動面はほぼクリアと考えていいと思われる。

　身体診察は必要に応じて胸部聴診などを行うが、病気をみつけにいく成人健診と違い、身体・精神機能がしっかり成長しているかをみるのが本健診の目的である。そのため、それに留意した身体診察にとどめることが多い。詳細な身体診察方法に関しては、他書に譲るとする。

1歳半健診

　当然、個人差はあるものの、例えば以下のような、1歳前後にできるべきことができない場合は、紹介・フォローが必須となる。

・2～3歩歩く

・2～3語話す

・「ちょうだい」「おいで」など簡単な要求を理解する

3歳児健診

　以下のように、3歳前後にできるべきことを確認する。

・片足で2～3秒立つ

・2語文を復唱する

・赤、青、黄、緑色がわかる

　これも当然、個人差は大きいが、この年代は一般的な小児像に近いので、判断はしやすいと思われる。

　ただ、この年代で問題になるのは、発達障害を疑った際に、児の状態を

受け入れられない両親が行政サービスや医療機関の受診を拒否するケースである。「自分の小さいころにそっくりだから大丈夫」などが主な理由となる。無理に受診させることはできないが、「お子さんの個性や特徴をしっかり把握・共有することで、育てやすくなること」「お子さんが保育所で過ごしやすくなること」など、受診や行政サービス利用のメリットを丁寧に説明することが大事である。「手遅れになる」などの言葉は、両親の拒否的な反応を助長する可能性があるため、できるだけ避ける。健診だけで解決することは難しいので、最終的には担当の保健師さんに引き継ぐ形でもよいと思われる。

④保健師と情報を共有

最後に、情報の共有と継続的にフォローしていただけるかを保健師さんに確認し、終了となる。地域によって、行政サービスの充実度は違い、保健師さんの熱心さも異なる。実際、まったくフォロー体制が整っていない地域もある。ワンポイントの健診医には、はがゆいこともあるかもしれない。これは地域の小児科医、行政が解決しなければいけない問題であり、大きな課題だと思われる。

まとめポイント

成人の健診と違い、普段の生活の情報やこれまでの経過がより大事である。そういった意味で、母子手帳、問診票の確認と、母親、保健師との連携が非常に重要である。実際、健診時に新たな重大な問題が発覚するケースは少なく、地域の小児医療、保健行政がしっかりしている地域では、健診前にはすでに問題点がピックアップされていたりするので、経過の確認が主たる業務であり、比較的負担の少ない業務だと思われる[1,2]。

引用・参考文献

1) 令和 2 年度厚生労働行政推進調査事業費補助金（成育疾患克服等次世代育成基盤研究事業〈健やか次世代育成総合研究事業〉）「乳幼児の身体発育及び健康度に関する調査実施手法及び評価に関する研究」．乳幼児身体発育評価マニュアル．令和 2 年 10 月改訂．https://www.niph.go.jp/soshiki/07shougai/hatsuiku/index.files/katsuyou_2020_10R.pdf（2022 年 5 月閲覧）

2) 遠城寺宗徳ほか．遠城寺式・乳幼児分析的発達検査法（九州大学小児科改訂新装版）．東京，慶應義塾大学出版会，2009，64p.

2章

問診系

07 献血問診

概要

　日本赤十字社が主催している献血業務に同行し、献血者の問診内容を確認の上、献血を行ってよいかどうかを判断するのが、献血業務における医師の役割である。普段の診療とは違い、「安全に献血が行えるか」と「限りなく安全な血液を提供できるか」の2点に集中して可否を下す。

　献血バイトは人気が高く、医師バイト斡旋業務からの紹介だけではみつからないことも多いが、場所によってはそれぞれの地方の日本赤十字社ホームページから応募できる場合もあるため、希望する場合は要チェックである。また日赤病院で初期研修を行うと、業務の一環で応援に行く場合がある。

勤務内容

　献血希望者があらかじめ記載した問診票を基に再度、確認の問診を行い、血圧を測る。問診と血圧に問題がなければ、Hbを測定するブースへ進んでもらうよう案内する。献血を行っている方が体調不良（主に迷走神経反射）を起こした際の診療も行う。逆に、問診や血圧の基準に引っかかるようであれば辞退していただくよう説明する。また献血者によっては簡単な健康相談などを受

けることもあるため、適宜対応する。

　基本的には、全て当日配布されるマニュアルに沿って献血の可否を考えればよいため、あまり事前知識は必要ないが、普段の診療とはだいぶ毛色が違うため、あらかじめ大まかな流れをつかんでおくとよい。

 ## 給料面

基本的に1日勤務で1回5万円（＋交通費）となっている。

 ## 勤務時間

　献血バス（献血者の場所へ向かう場合）であれば8時50分〜17時20分（休憩45分）であることが多く、献血ルーム（献血者が普段から献血を行っている場所へ来る場合）であれば9時40分〜18時10分（休憩45分）であることが多い。

　また、献血業務は平日だけでなく土日にも定期的に行っているため、週末の定期的なバイトとして行う者もいる。

PRACTICE

　医師が行うことは、①問診内容の確認、②血圧測定、③献血を行ってよいかの判断、④緊急時対応の4つである。①②を行い、献血を行えない項目があった場合に、③で本日は辞退していただく旨を説明する。全ては配布されるマニュアルに従えば、問題なく行うことができる。注意点としては、意外と①で引っかかる方は少なくなく、辞退していただくことも多いことだ。

　また、献血の種類として、全血献血（200mLと400mL）、成分献血（血小板成分献血、血漿成分献血）があるが、400mL全血献血を行う方が全体の約7割を占める。加えて、全血献血と成分献血では献血基準（体重や

最低Hb値）が微妙に違うため、注意する。

　以下、献血バスを想定して、実際の手順を示す。

　受付と問診票への自己記入を済ませた後、献血者はバスへ乗り込んでくる。バスに乗ってまず行うのが、医師による①問診内容の確認と②血圧測定である。その後、簡易測定Hbの結果を加味しつつ、③献血を行ってよいかの判断を行い、実際の血液採取が始まったら④緊急時対応に備える。

①問診内容の確認

　不特定多数との性交渉や最近の歯科治療、海外渡航など、該当していたら献血不可能となる項目は問診票をみれば一目瞭然であるため、特に困ることはないと思う。また実際には医師が問診票を確認する前にすでにほかのスタッフの目を一度通ってきているため、事前にスタッフから該当している項目を伝えられることが多い。

　医師が確認して判断しなければならない一番の項目は、ずばり内服薬である。内服薬ごとに、「当日内服していても献血可能」なのか、「1日空けなければならない」のか、「2日以上空けなければならない」のか、などに分かれている。

当日内服でも可能なもの

　ビタミン剤、漢方薬、サプリメント、降圧薬、便秘薬、高脂血症治療薬、胃腸薬など。

※降圧薬は、重篤な臓器合併症がある場合や通常の目的とは違う特殊な理由での内服の場合は、そもそも"腎疾患や心臓病で治療中"などの項目に当てはまってしまうため、内服薬ではなく既往歴の問題で献血不可能となる。

前日内服であれば可能だが当日内服はダメなもの

　睡眠薬、風邪薬（抗生物質を含んでいないもの）、一部の前立腺肥大治療薬、尿酸降下薬、利胆薬など。

※風邪薬を内服している場合、前日までの内服なら可能だが、そもそも今

現在、体調が良好でない場合は、「今日の体調は良好ですか」の項目から外れてしてしまうため、献血不可能となる。

※前立腺治療薬は少し複雑であり、個別に調べる必要がある。デュタステリド（アボルブ®）などは過去6ヵ月以内の内服があれば献血不可能となるが、タムスロシン（ハルナール®）、シロドシン（ユリーフ®）などほかの種類なら、前日内服であれば問題はない。男性ホルモンを調節するタイプの排尿障害治療薬は複雑であるため、その都度調べる、と覚えておく。

※脱毛治療薬も同様の理由から複雑であり、個別に調べる必要がある。フィナステリド（プロペシア®、プロスカー®）などは、過去1ヵ月以内の内服があれば献血不可能となる。

最終内服から3日以上経過していれば可能なもの

NSAIDs、抗菌薬など。

※NSAIDsは、意外にも3日以上経過していなければ献血不可能となる。慢性的な痛み（頭痛、生理痛など）でロキソプロフェンを普段から症状出現時に内服している方も多いため注意が必要である。

＊　＊　＊

以上のように、大まかに分類される。慣れてくればマニュアルを見ずとも判別ができるようになる。しかし前立腺治療薬などのように個別にみていかなければわからないものも多く存在しているため、基本的には内服薬がある方は、全てマニュアルを参照して調べる必要がある。この作業こそが、献血医師が行わなければならない大事な業務の一つである。該当するものが一つでもあれば献血不可能となるため、複数の内服薬がある場合は、上記を理解した上で該当しそうなものから調べることが、効率よく業務を行うポイントとなる。

②血圧測定

マンシェットを上腕に巻き、測定する。「90 ≦収縮期血 <180、50 ≦拡張期血圧 <110」の場合のみ、献血可能となる。逸脱する場合は、当日の

献血は不可能と判断する。

③献血を行ってよいかの判断

この判断は、①②に加え、医師の診察の次に待ち構えている簡易 Hb 測定の結果を判断する。

＜男性の場合＞

・Hb ≧ 13 g/dL であれば、400 mL 全血献血が可能

・Hb ≧ 12.5 g/dL であれば、200 mL 全血献血が可能

・Hb ≧ 12 g/dL であれば、成分献血が可能

＜女性の場合＞

・Hb ≧ 12.5 g/dL であれば、400 mL 全血献血が可能

・Hb ≧ 12 g/dL であれば、200 mL 全血献血が可能

・Hb ≧ 12 g/dL（※ MCV、MCH、MCHC などが正常範囲内であれば 11.5 g/dL でも可）であれば、成分献血が可能

男性の場合はあまり引っかからないが、女性の場合はしばしば引っかかる。女性の Hb12 と 12.5 は、区切りとして覚えておくとよい。

④緊急時対応

一言で言うならば、「迷走神経反射が起きたときの対応」である。実際、献血を普段から行っている看護師はその対応に慣れているため、医師が対応しなければならないシーンはほとんどない。また献血者は、献血に来ている時点でほとんどが健康な方であるため、それ以外の緊急事態はほとんどないと考えてよい。

迷走神経反射が起きた場合は、ショック体位（横に寝かせた状態で足を上げさせる）をとらせ、落ち着いたところで積極的に水分補給を行ってもらう。献血バス内にはそういった時用の飲料水が保管してある。

まとめポイント

　献血医師の業務は、基本的には当日配布されるマニュアルに従って行えば問題はないが、内服薬の確認（いつが最後の内服で、何日空けていれば献血が可能か）は意外と煩雑である。当日の来場者は予想以上に多く、あまりじっくり時間をかけることができない場合もあるため、事前の予備知識が少しでもあると役立つと思われる。

引用・参考文献
1)　日本赤十字社ホームページ．献血について：献血の流れ：献血の手順．https://www.jrc.or.jp/donation/about/process/（2022 年 5 月閲覧）
2)　日本赤十字社ホームページ．関連情報：関連法規・指針・ガイドライン・学術情報：採血基準・問診事項．https://www.jrc.or.jp/mr/relate/guide/criteria/（2022 年 5 月閲覧）

08 インフルエンザ予防接種

概要

　インフルエンザの予防接種バイト案件は、10〜12月ごろに大量に発生する。一般的にインフルエンザの流行時期は1〜3月とされており、予防接種の効果は接種後2週間から4ヵ月程度といわれているため、この時期に予防接種の機会が一気に増える。

　会社で集団予防接種をすることが多いため、基本的には会社に赴いて行うことが多い。会社の事務室や多目的室などを、健康診断のときのように仕切りで隔てて、問診票記入スペース、待合スペース、医師診察と接種スペースを設置することが多い。そのため雰囲気は健康診断のときと似ているが、体温以外のバイタル測定や検査がないため、医師による問診とワクチン接種がメインとなり、医師の役割が大半を占める時間となる。

 ## 勤務内容

　50〜200名程度と規模はさまざまであるが、健康診断と比べると圧倒的に対峙する人の数は多い。案件にもよるが、基本的には問診から接種まで医師が行うため、当然ではあるが皮下注射を行わなければならない。健康診断と違い、針を扱う手技が必要になるため、手技が不安な場合はしっかり予習しておくとよいと思

われる。また問診は、その日に接種してよいかよくないかの判断を下すものであり、病気の初期症状や異常所見を探す健康診断とはまったく毛色が違う問診となる。

給料面

基本的には1時間1万円+（交通費5千〜1万円）もしくは交通費込みで1時間1〜1.5万円の計算であることが多い。ほかのバイトと同様である。

勤務時間

午前もしくは午後の3時間程度であることが多い。被接種者全員の接種を予定より早く終えた場合は早めに帰宅できる場合もあるが、時間までは居なければならないこともあり、主催している団体の方針により異なる。

PRACTICE

問診→接種が、基本の流れである。

問診

「この日に接種可能か否か」を判断する

健康診断と違い、異常所見をみつけるための問診ではないため、全ては「この日に接種可能か否か」を判断するための問診を行う。具体的には、以下の4つについて確認する。

［接種の絶対的禁忌］

①発熱している場合

②重篤な急性疾患に罹患していることが明らかな場合

③過去にインフルエンザワクチンでアナフィラキシーショックを起こした

ことがある場合

④そのほか予防接種を受けることが不適当と考えられる場合

　ここで注意したいのが、2020年10月より、異なるワクチンを接種する際の接種間隔のルールが変更されていることである[1]。かつては生ワクチン（麻しん風しん混合ワクチン・水痘ワクチン・BCGワクチン・おたふくかぜワクチン・経口ロタウイルスワクチンなど）接種後4週間（中27日）はいかなる種類のワクチンも接種不可能であり、不活化ワクチン接種後も最低6日の間隔を空けるよう指示されていた。しかし2020年10月より、ワクチン接種間で接種間隔を設けなくてはならないのは"注射生ワクチン接種後、次に接種するワクチンがまた注射生ワクチンの場合"のみと変更された。経口生ワクチン（主にロタウイルス）や不活化ワクチンの場合は、特に接種間隔を設けずともその後いかなる種類のワクチン接種も可能であり、注射生ワクチンの場合であっても次に接種するのが注射生ワクチン以外のワクチンであれば一切接種間隔を設ける必要がなくなった、ということである。インフルエンザは不活化ワクチンであるため、以前までは、例えば過去4週間以内にMRワクチンを接種した方は当日の接種を断っていたが、今後は接種間隔が理由でインフルエンザワクチン接種を断ることはもうなくなったわけである。しかし、これとは別の理由として、インフルエンザワクチンを2度接種する際は効果を発揮するため、成人であっても3〜4週間空けることが望ましいとされている。

　そのため問診では、①現在熱がない（一般的には37.5℃で区切ることが多い）こと、②ほかに何か体調を崩している状況ではないこと、③過去にインフルエンザワクチンを接種した際に呼吸困難や皮疹などが生じるくらいの副作用が出現したことがないこと、の3つを聞く必要がある。

接種後、注意深く経過観察するよう伝える場合

　実際にはほとんどの人は問題がないと思われるが、なかには過去にインフルエンザワクチンを接種した際に接種部位が赤く腫れた人や、次の日に発熱したことなどを訴える人がいる。その際は、絶対的禁忌ではないため、接種後しばらくは注意深く経過観察してもらうよう伝える。また、食物・

薬物アレルギーのある人や人生で初めてインフルエンザワクチンを接種する人も、そうではない人と比べるとアナフィラキシーを起こす可能性は上がるため、同様に長めに経過観察するよう伝える。

筆者は、具体的には以下の順番で問診している。

▶「今●●さんは、体調を崩されたりしていませんか？」

▶「今までにもインフルエンザの予防接種受けたことありますよね？　そのとき呼吸が苦しくなったり、体中にブツブツが出たりしませんでしたか？」

▶「ほかに、何か食べ物やお薬で、もともとアレルギーを持っているということはありませんか？」

初めに述べた4つの絶対的禁忌に該当する場合は、本日の接種は控えていただき、そうではない場合（過去に接種部位が赤く腫れた、発熱した、卵アレルギーがあるなど）は慎重投与とし、接種後、注意深く観察していただくよう伝える。

上記を判断したら、「適／不適」に○をつけ、医師署名欄に署名または捺印をする。

接種

▶皮下注射は上腕の肩と肘を結んだラインの下3分の1

❶体勢

▶「手を腰に当てて横を向いてください」

この声かけで、必要な体勢がとれるはずである。

まず皮下注射を行うにあたって大事なのは、患者の姿勢作りである。どちらの腕で行うかは、その後、腫れやだるさなどが出現する可能性を考慮し、利き手ではないほうに接種するとよい。よって通常左となる。

❷消毒

次に、アルコール綿で上腕の肩と肘を結んだラインの下3分の1あたりで円を描くように消毒する。

❸穿刺〜抜針

　アルコール綿を左手の第3〜4指で挟み、持っておく。薬液が入ったシリンジを持ち、キャップを開ける。左手の第1指と第2指で穿刺ポイントの皮下脂肪をつまみ、そのつまんだ中をめがけて右手で穿刺する。十分針先を進めたら（短い針なので全部入れても大丈夫）、左手でシリンジを持ち替え、その場で固定する。右手でプランジャーを引っ張り、逆血がないことを確認する（静脈注射をしなければ、最悪、皮内でも筋注でもかまわない）。

　逆血がないことを確認したら、2〜3秒で注入する。注入速度に関しては、速すぎると痛いからゆっくり注入するべきという意見もあるが、筆者個人の経験上、どちらにしても痛いものは痛く、むしろ長々と痛い時間を与えるほうが苦痛の様子を呈している印象であるため、早めの2〜3秒で注入するようにしている。

❹声かけ

▶ 「揉まずに、押さえていてください」

　過去には「よく揉んだほうが、翌日痛くない」という迷信があったが、免疫獲得とは何の関係もないばかりか内出血などの副作用を引き起こすことがわかり、揉まないことが主流となった。そのためそのように伝え、しばらく安静にしてもらう。

まとめポイント

　問診では、熱、体調、アレルギーについて聞く。最近ほかのワクチンを接種していても、インフルエンザワクチン接種には関係がない。皮下注射は、肩と肘を結ぶラインの下3分の1の位置に行う。逆血がないことは必ず確認する。

引用・参考文献
1) 第37回厚生科学審議会予防接種・ワクチン分科会 予防接種基本方針部会 2020年1月27日資料より：予防接種の接種間隔に関する検討. https://www.mhlw.go.jp/content/10906000/000588558.pdf（2022年5月閲覧）

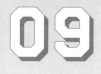

新型コロナウイルスワクチン接種問診

※本原稿執筆時（2022年6月）の情報です

INTRODUCTION

概要

新型コロナウイルスワクチン接種問診は、コロナ禍で最も注目を集めた医師バイトと言っても過言ではない。集団免疫を獲得するため、全国各地で毎日のように行われ、打ち手や医師の不足がいわれる時期もあった。

勤務内容

基本的には、医師は問診業務と副作用出現時の対応に限られ、実際の接種は看護師が行うことが多い。問診業務は、ほかの予防接種とほとんど変わりないものの、接種後の待機時間を決める点が違う。また集団予防接種であるため、対応する人数は多く、1回のバイトで100人以上の問診をとることも少なくない。アナフィラキシーなど副作用出現時の対応は、他のときと変わらない。

給料面

都市部であれば、時給1.5〜2万円と高額になることも多い。1日勤務すれば10万円を超えることもあるため、非常に割がよい医師バイトといえる。

勤務時間

半日が多いが、特に人口の多い都市では1日の場合も多い。

PRACTICE

　基本的に、医師の業務は問診がメインとなる。やるべきこととしては、[08 インフルエンザ予防接種]でも説明したように、その日に接種が可能かを判断することに加え、接種後の待機時間を15分か30分か、決めることである。新型コロナウイルスワクチンは集団免疫を獲得するために接種するものである。したがって基本的には接種する方針であり、よほどのことがない限り問診で接種を断ることはない。

　手順としては、名前を確認した後、問診票をざっと確認しながら、以下の3つを聞く。

①「今現在、体調に問題はないですか？」

②「今までインフルエンザワクチンなど予防接種を受けた後、重いアレルギー症状が出たり、体調が悪くなったりしたことはありませんか？」

③「ほかに、お薬や食べ物で、もともとアレルギーを持っているものはありませんか？」

　新型コロナウイルスワクチン接種の絶対禁忌は、「今現在、発熱やほかの急性疾患に罹患している場合」と「1回目の接種もしくは同成分でアナフィラキシーショックを起こしたことがある場合」である。同成分とは、主にはPEG（ポリエチレングリコール）のことを指す。これはシャンプーや化粧品などの日用品に多く使用され、薬剤であれば下剤のマクロゴール4000（モビコール®）などの主成分となる。またインフルエンザワクチンなどに含まれるポリソルベートという成分はPEGと交差反応を引き起こすことが知られていることから、今までのインフルエンザワクチン接種でアナフィラキシーショックを起こしたことがある方などは慎重投与の対

象となるため、問診しておく。これが①と②である。

　また、アレルギー素因を多く持っている方や喘息、そのほかのアレルギー疾患を持っている方は、ほかの人よりアレルギー反応を起こす可能性が高いため、通常、接種後 15 分の健康観察を行うところを、30 分に延長する。しかし、この数字や該当する絶対的な基準などはなく任意となるため、接種者に希望を聞いた上で決定する。そのため待機時間を設定する上で、③を聴取しておく。

　最後に「接種後、体調が悪くなるような症状がございましたら、すぐにおっしゃってください」と説明し、次の接種場所へ案内する。

　2 回目の接種の場合は、上記に加え、1 回目の接種で何らかのアレルギー症状が出現した方は 30 分待機にすることをおススメする。あとは、接種自体に不安が強い方や迷走神経反射を起こしたことがある方も、30 分待機してもらうほうが無難である。

※ほかの予防接種との接種間隔に関して、厚生労働省は「中 14 日を空けること」としている（2022 年 6 月現在）。しかし米国では、すでにほかのワクチン接種との同時接種も問題ない可能性が高い[1] ことが示唆されており、本邦でも今後そのルールは撤廃されるだろう。

まとめポイント

　新型コロナウイルスワクチン接種の問診業務は、高額支給でありながらとてもシンプルである。基本は接種する方針であることを忘れずに、問診業務を行う。待機時間を 15 分にするか 30 分にするかを、接種者と相談の上、決める。

引用・参考文献

1) Centers for Disease Control and Prevention. Interim Clinical Considerations for Use of COVID-19 Vaccines Currently Authorized in the United States. (Added 12/30/2020.) https://www.cdc.gov/vaccines/covid-19/clinical-considerations/covid-19-vaccines-us.html (2022 年 6 月閲覧)

頼ろう。これぞチーム医療。

医師は人に頼るのが苦手？

　チーム医療を肌で感じる瞬間は何であろうか。ER で重症対応している瞬間は、想像に容易い。しかし、そのような緊急疾患のみならず、入院患者や外来患者の対応でもチーム医療を発揮する場所は多く存在する。「医師がリーダーにならなければ」という気持ちは責任感の表れであるが、それが強すぎてほかに頼らなくなれば最善の医療を提供できなくなる。そうすれば、一番の被害を受けるのは患者になる。

　しかし、医師はほかに頼むのがあまり上手ではない人が多く、かつ実際、押し通してしまうほどの権力を持ち得る可能性があるため、厄介である。必要なときに必要な人材に頼ることこそが、チーム医療の具体的な実践方法なのだと考える。

　例えば、外来で高血圧の患者に生活指導を行う場合、「1 日 6 g 未満に減塩しましょう」と言っても、言われた側は何をどうしたらよいのかわからないだろう。もちろん、すぐに栄養指導へ移る場合もあるだろうが、具体的に何を変えたほうがよいのかを患者に直接聞かれたりしなければ、診察室内での "なんとなく生活指導" だけで終わってしまうことも少なくない。

医師のリーダーシップとは、医療サービスを適材適所に分配して提供する能力

　しかし、食事制限を患者に課すのであればそれ相応の理由をまずは説明すべきであり、さらに具体的に行えるよう栄養士による栄養指導を受けさせるべきである。具体的には、「栄養に関しては栄養士という、私たちよ

りもっとプロの存在がいます。〇〇さんの生活において、どこをどういうふうに改善したらよいかや、何をどれほど食べたら1日6g未満が守れるのかなどを、具体的に教えてくれます。一度、話を聞いてみませんか？」というように、あくまで患者主体で全てを決めるように場を提供することこそが、効果のある生活指導であり、それを適材適所に分配することがチーム医療である。

　運動に関しては運動療法士、精神面での問題に関しては心理士や精神科医、自宅での生活の問題に関してはソーシャルワーカー、ケアマネジャーにそれぞれ頼るべきである。「こんなささいなことで相談してよいのか」と思うことでも、プロからみた意見は全然違う場合も多い。医師はリーダーシップを発揮しなければならないが、それは全てに精通していなければならないわけではなく、「適したときに適した人を紹介し、適したものを提供できるか」という能力なのである。

3 章

病棟管理

10 病棟管理（慢性期病院）

INTRODUCTION

 勤務内容

　当直業務案件で最も多いのが、慢性期病院（長期療養型病院）もしくは亜急性期病院でのものと思われる。慢性期病院の場合、急性期病院の病棟管理と違い、メインとなる業務は"お看取り"である。そのほか、かかりつけ患者・関連施設（特養、老健、グループホーム）などからの電話対応や受診も、その業務に含まれることが多い。

　病棟の回診に関しては、頼まれる場合と頼まれない場合があり、頼まれていない場合は行う必要はない。慢性期病院の場合、看護師までで病棟で起こった多くの問題を解決してしまうため、どうしても医師がいないと動けない事柄に関する最低限の相談しかこないことが多い。そのため、勤務時間の大半は"待機"である。基本的に当直室か医局で待機をする時間が最も多い。待機中は指定された部屋の中にさえ居ればよいので、寝る・テレビを見る・インターネットをするなど、自由でOK。

 給料面

　平均時給3〜6千円程度。救急受け入れの有無によっても多少変動することもあるが、医者バイトの平均が時給1万円といわ

れているなかでは比較的割安なことが多い。だが、日当直や連日勤務など勤務時間が長くなることによって、最終的な給料額はある程度、保たれることが多い。交通費は、込みの場合もあれば別支給の場合もあり、まちまち。

 ## 勤務時間

当直や日当直が多い。なかには4日間連続など、連日勤務の場合もある。実労働は救急の受け入れ頻度・人数によって変動する。受け入れがないところではお看取りがない限り呼ばれないことが多いため、実労働時間は比較的少ない。

 ## 求人探し方ポイント

入院患者以外の患者をどの程度受け入れるか（救急、かかりつけ、関連施設入所者）を事前に確認することで、ある程度の忙しさを予測することができる。求人応募欄を確認し、特に情報の記載がなければ申し込む前に担当者に質問し確認しておくことが重要である（※まったく失礼な質問ではありません）。

PRACTICE

慢性期病院における死亡確認の大切さ

実働は、渡された PHS の呼び出し音が鳴ったとき＋回診（頼まれているなら）となる。

入院患者の急変時の対応は無数のパターンが存在するため、他書に譲るとする。慢性期病院では多くの入院患者が急変時 DNAR をとられており、死期が近づいていても特別な処置をせず、自然な経過に任せることが多い。そのためここでは、慢性期病院で医師が呼ばれる最も多い理由である死亡

確認について説明する。

死亡確認は、家族が患者と接することができる最期の瞬間であり、非常に大事なものだ。ここでいかに落ち着いて、失礼がないように死亡確認を行うことができるかは、患者にとっては安寧な死を迎えられるかどうか、患者家族にとってはその死をどう受け入れるかに深く関与する。

死亡確認手順

1. 必須の3アイテムを持ったか確認

▶ 必須3アイテム：①聴診器、②ペンライト、③腕時計（オススメはよみやすいデジタル）

聴診器、ペンライトは、病棟で貸し出してくれることも多いが、聴診器が聴き取りづらいものである場合や、ペンライトではなく大きな懐中電灯の場合もあるので、使い慣れた物を持参するほうがスマート。また、腕時計はデジタルで、パッと見ただけで時刻がすぐにわかるものがよい。また、スマホを見て時刻を確認するのは失礼と感じる家族もいるため、できるだけ避ける。アナログ時計は深夜で寝ぼけている状態だと読み間違える可能性もあるので、デジタルのほうがよいと筆者は考える。

2. 病棟へ行く

担当の看護師に会い、事情を聞く。さらに慢性期病院の場合、常勤医が死亡診断書作成の際に参考にできる「重症患者名簿」なるものを用意してくれていることが多いため、それも参考に見ておく。

※「重症患者名簿」とは、死期が近いと思われる患者を常勤医が事前にリストアップし、生年月日、年齢、性別などを記し、さらに現状から考えた主な死因、それに関わる死因、手術の有無など、実際に死亡診断書の記入する型と同じように事前に準備しておいてくれるもの。もちろん実際の死因がまったく異なると判断できる場合は適宜変えなければならないが、慢性期病院ではたいていこのようなものがあらかじめ用意されているので、まずは看護師に聞いてみるといい。

3. 病室に行く

　家族がすでに揃った状態であれば、入室前に必ず再度身なりを整え（白衣のボタンは必ず閉める！）、入室する。家族が揃っていない場合は、基本的には揃うまで待つ。

4. 死亡確認（動作は全て大きく・ゆっくり。あわてない）

①家族に一礼し挨拶

▶ 「本日、当番医（宿直医）の○○○と申します。今から診察をさせていただきます」

　"死亡"という言葉は、死亡確認を行うまでは使わないほうがよい。

②心電図モニターの確認

　Asys 波形であることを 5 秒以上確認。PEA であるときは、家族にとっては「心臓の波形が出ているのに死亡診断するの！？」という混乱を招きかねないため、可能であれば Asys になるまで待ってから病棟に上がって死亡確認する。

③瞳孔の散大・対光反射の消失確認

　患者に一言、「お顔、失礼致します」と言って片手で眼瞼を押さえ、もう一方の手でペンライトを操作し、光を外側から素早くいれる。これを両側で行い、光を入れる前に瞳孔が約 5 mm 以上であること・対光反射が起きないことを確認する。

④心音・呼吸音の停止の確認

　胸部左右合わせて 4 点をゆっくり、大きな動作で（それぞれに約 7〜8 秒）聴診する。

⑤死亡確認宣告

　これまでの動作が終わったら、いったん聴診器をしまい、家族に再度正対し、次のように述べる。

　「ただいま、瞳孔の散大と対光反射の消失を確認させていただきました。併せて、心臓と呼吸の音の停止を確認させていただきました。以上をもちまして、死亡の確認とさせていただきます。死亡時刻は（腕時計を見て）●時●分とさせていただきます。ご冥福をお祈り申し上げます（深く 5 秒

以上一礼)」

※自分が言った時刻は、後で死亡診断書に記載するので、ちゃんと記憶しておく。

⑥退室

この後、経過などを説明してもよいが、個人的には、担当医でないその日だけの宿直医の場合は、再度軽く一礼して退室でよいと考える。

⑦死亡診断書の記入 [1]

氏名・性別・生年月日を間違えないように記入し、先ほど言った死亡時刻・日時を記入。死亡したところおよびその種別は、すでに記載してくれている場合が多いので、説明は省略する。死亡の原因は、前述した「重症患者名簿」なるものがあればそれを参考に、さらにカルテを読み、経過を解釈する。

記入漏れやミスの頻度が高い箇所としては、以下が挙げられる。

[記入漏れやミスの頻度が高い箇所]

1) 死体検案書の二重取り消し線。最上部に2ヵ所、最下部に3ヵ所の計5ヵ所

2) 言った死亡時刻を忘れる

3) 死因の種類の欄の、「1 病死および自然死」の1、「解剖」と「手術」の「1 無」の1に○をつけること

これらを防ぐためには、死亡確認した時刻を真っ先に書き込むこと。取り消し線5ヵ所、○3ヵ所を何度もチェックするようにする。

また、時間の記載時に、昼の12時は"午後0時"、夜の12時は"午前0時"となる [1]。そのため夕方の6時は"午後18時"ではなく"午後6時"と記載する。

次に、死因の記入に関しての詳細な説明は、他書に譲ることにする。ここでは慢性期病院で記入することが多い例を示しておく。

[死亡の原因として頻度の高い記入例]　※（ア）直接原因、（イ）（ア）の原因

（ア）老衰

92

（ア）誤嚥性肺炎（イ）老衰

（ア）敗血症（イ）（感染源の傷病名〈例：腎膿瘍、膿胸など〉）

　期間は●年●カ月●日（●時●分）を、それぞれわかる範囲で記入、もしくは"不詳"と記入する。

⑧**お見送り**

　ご焼香など含めて、医師が参加するかは病院により異なるため、看護師に確認する。

まとめポイント

　聴診器・ペンライト・腕時計（デジタルがよい）の３点は、必ず携帯すること（スマホでの時刻チェックは印象が悪いので避けるべし）。死亡確認は、患者本人にとっても患者家族にとっても非常に重要なイベントである。ここでよい印象を持ってもらうことも、医師の大切な仕事である。白衣のボタンは閉めるなど身なりを整え、死亡確認の動作は大きく・ゆっくり、あわてないようにする。死亡診断書の記載はミスが多い箇所を中心に何度も確認する。死亡確認時刻は自分で言った時刻を忘れないようにする。

引用・参考文献

1）厚生労働省医政局政策統括官（統計・情報政策，労使関係担当）．死亡診断書（死体検案書）記入マニュアル．令和４年度版．2022, 5-22.
　　https://www.mhlw.go.jp/toukei/manual/dl/manual_r04.pdf（2022年6月閲覧）

DNAR の説明方法

 DNAR に関する事前説明の重要性

DNAR を説明する意義

DNAR とは Do Not Attempt Resuscitation の略であり、心肺停止した場合でも心肺蘇生（CPR）を行わないことを指す用語である。

当然、DNAR は医療従事者の怠慢のために取得するものではない。しかし DNAR を取得しなければ心肺停止した場合の全例で心肺蘇生を行わなければならないため、不用意に高齢者の体を傷付け、望まない生命状態（人工呼吸器につながれっぱなしになるなど）にしかねない。そして、そのように全例に医療資源を注ぎ込むことで、逆にほかで救えるはずの命が救えなくなる可能性まである。

また、「何をもって"生きる"というか」ということに関しての考え方は人それぞれの倫理観によるものであり、実際に急変してしまう前に、患者、患者家族に一度話し合ってもらうことはおおいに意味のあることだと思う。

したがって DNAR を含めた急変時の説明は、その可能性がある患者の場合、全て前もって行っておくべきである。

患者・家族にとっての DNAR 理解・選択の難しさ

まず、「急変時 DNAR」という言葉だが、医療従事者ではない人からしたらチンプンカンプンな言葉である。「DNAR」という意味がわからないのは想像に容易いが、そもそも「急変時」という言葉を今一度説明したほうがよい。そのため、医療従事者以外の人にとってもわかるように説明することが大事である。また、なぜこの話をするのか、つまり一言で言えば、「"延命処置"といってもいいことばかりではなくて、デメリットも伴います」ということを、具体的に説明することが大事である。

施設にもよると思うが、急変時の処置として絶対に説明しなくてはならないのが、①心臓マッサージ、② AED、③気管挿管と人工呼吸器装着である。それに加え、④昇圧薬の使用などを項目に加える所もあるが、全て「なし」としてしまうと家族も心苦しいため、ある意味、逃げ道として昇圧薬という項目を設けている印象である。

　実際には、患者家族に DNAR の説明をすることが多い。しかし、このような重大な決定は、特に自分以外の命であれば誰もがしたくないものである。責任が重いことを十分に理解し、いつでも変更可能であることを伝えることも重要である。

実際に行っている DNAR の説明

　以下は、実際に行っている説明の仕方である。上記のことに留意し説明を行っているので、参考にしていただきたい。

"急変時"の状態と治療について

〔今から重要な話をします。急変時の説明とその際の治療行為に関してです。

　まず急変時とは、心肺停止の状態のこと、つまり心臓と肺が止まっている、ないし、止まりかかっている状態のことを指します。言い換えれば、極めて死が差し迫っている状態です。そのときに、今から申し上げる治療行為を「どこまで行いますか」という話になります。いわば、「どこまでの延命治療を望みますか」という話です。

　ご説明したい治療行為としては、①心臓マッサージ、② AED、③気管挿管と人工呼吸器の装着、④昇圧薬の使用、の４点になります。しかし、このどれも独立しているのではなく、前の①②③はセットで考えてください。①は行うけど②は行わない、②と③は行うけど①は行わない、などはできません。①②③全て行うか、①②③全て行わない、のどちらかとお考えください。④に関してはそれとは独立しており、①②③とは関係なく行うことができます〕

各治療行為の説明

〔それぞれ①〜④まで説明していきます。

①心臓マッサージは、もしかしたらドラマなどでご覧になったことがあるかもしれません。心臓マッサージとは、胸の上から心臓付近を強く圧迫して心臓を動かす手技です。動きが止まった心臓を胸の上から押して刺激を加えることで、再び動かそうという試みになります。この手技によって心臓が一時的に動き出すことがあります。

ですが、デメリットもあります。この手技を行うことで、約90％の方が胸・肋骨の骨折を伴います。さらに、その下にある肝臓や脾臓など内臓の破裂を伴うこともあります。高齢者になると、特にその骨折の割合は上がります。

②AEDは、電気ショックをかける機械になります。心臓が止まりかけているような動きをしている場合に必要となります。

これもデメリットがございます。まず、電気ショックをかけるため電気を流した部分の皮膚はやけどし、傷になってしまう可能性があります。

③気管挿管と人工呼吸器装着に関してですが、こちらが非常に重要になります。

まず、自分の力で呼吸ができないとなった場合に、"気管挿管"といって喉から気管に管をいれます。その管と人工呼吸器をつなぎます。人工呼吸器は機械の力を使って空気を送り込んだり引き込んだりします。管を通して空気を出し入れすることで、肺を強制的に膨らませたり縮ませたりします。

このデメリットは非常に重要です。まず、呼吸状態がよくなった場合は、何ら問題なくその機械を外すことができます。しかし逆の場合、つまりよくならなかった場合、人工呼吸器をこちらのタイミングで外すことは、法律上できなくなっております。そのため、機械につなぐことで一時的な救命はできたものの、状態は一向に改善がない場合でも、人工呼吸を外すことはできなく、望んでいない状態になる可能性があります。

このように、以上の①②③は行うとなったらメリットばかりではなく、

それぞれ体に侵襲を伴ったり大きなデメリットがあったりします。そして
セットで行わなければなりません。

　それに対し、④の昇圧薬は、今までのものとは毛色が違うものになりま
す。

　血圧が下がった際に、点滴から血圧を上げるお薬を入れていくものにな
ります。これ自体は体に負担をかけたり、侵襲的な行為を伴ったりはしな
いため、おそらくご本人にとっては苦痛を伴わないものと思われます。強
いて言えば、そういったつらい時間を延命させてしまい、苦しい時間を引
き延ばしてしまう可能性はあります〕

治療の選択について
〔①②③は行わずとも、④だけは行うということも可能です。全て行うこ
とも、全て行わないことも可能です。

　また、ここで決めていただいた方針は、いつでも変更することが可能で
す。いったんほかのご家族と話し合われてから、同意書を提出いただいて
もかまいません。

　ただし注意点として、同意書をいただくまではルール上、全てを行う方
針とさせていただきますのでご了承ください。何かご不明な点などござい
ましたら、いつでもお聞きください〕

11 救急／病棟管理（急性期病院）

 概要

　急性期病院での救急／病棟管理バイトは、慢性期病院でのそれに比べると案件は少ないが、一定数存在する。また、亜急性期病院や慢性期病院でも救急受け入れを行っている場合は、救急対応が必要となる。単発でのスポットバイトは少ないが、どちらかというと毎週日曜の当直や月に2回土曜の当直を担当するなど、非常勤医師の定期アルバイトでの募集が多い。

 勤務内容

　救急でのファーストタッチや初期研修医からのコンサルトを受け、入院か帰宅かの最終判断を下す。CPA患者の対応も必要である。また病棟では、処方漏れのオーダーや発熱などの急変への対応からお看取りまで、業務内容が非常に多岐にわたる。しかし、救急外来（ウォークイン）受診者数と救急車搬入台数は、病院によって大きく異なる。また地域によって輪番制などもとられているため、案件のなかに記載がなければ、大体の1日救急受診患者数を聞いておくとよい。

　また、気管挿管と縫合処置に関しては、必須手技として求められることが多い。それらを予習しておくか、あまり自信がないの

であれば"救急なし"の案件を選ぶようにしたい。

 ## 給料面

時給5千～1万円程度と、かなりばらつきがある。忙しさに比例するというよりは、むしろ地域によりばらつきがある（一般的に、北海道は高く、沖縄は安い）。

 ## 勤務時間

日直（9～18時）、当直（18～翌朝9時）、日当直（9～翌朝9時）など、さまざまであるが、一般的に6時間以上の長時間勤務であることが多い。

PRACTICE

救急での対応は、ほかの実践書に譲るとする。勤務内容は非常に多岐にわたるため、ここでは久しぶりにやるとたいてい困ってしまう"CPR"を、今一度確認する。以下は、より伝わりやすくなるよう筆者の言葉で書いたものであるため、正確な表現ではない可能性がある。あくまで参考程度にしていただきたい。

CPR の手順

意識の確認：やばそうな人を見たら、まずは意識の確認を行う。

➡ （意識がなかったら）物品と協力者を集める：意識がなかったら、この時点で、①人、②AED、③救急カート、④モニターを集めてくるよう、周りの看護師に応援要請を行う。院外であれば①人、②AED、③救急車の要請であるが、院内であれば④モニターを持ってきてもらうことも忘れてはならない。

➡ 呼吸と脈の確認：呼吸と脈を、10秒以内に同時にチェックする。

➡ （呼吸や脈がなかったら）胸骨圧迫：呼吸や脈がなければ（判断ができない場合も）、胸骨圧迫を開始する。ここを"CPR開始時間"として記録してもらうよう、記録係とタイマー係を他の人に頼む。

➡ AED装着：AEDが到着したら心臓マッサージを代わってもらい、電源を入れてパッドを胸に当てる。院内の除細動器であれば、「つまみを"モニター"にして、Ⅱ誘導、感度1にしてください。リードもつけてください」とほかの人に頼むか、心臓マッサージを代わってもらって自分で上記のことを行う。モニターもこのタイミングで装着してもらう。

➡ 心電図の解析：「波形チェックをするので、いったん胸骨圧迫をやめてください」と言って、頚動脈を触れながら波形をチェックする。

心電図の解析（波形の診断）

ROSC

波形を確認し頚動脈の脈を触知する場合はROSCと判断し、バイタルチェックと心電図、心エコー、X線撮影、採血などを行い、原因検索を始める。

Asystole、PEA

・波形を確認し、Asystole、PEAであれば、「直ちに胸骨圧迫を開始してください」と声をかけて再開し、同時にアドレナリン1 mg・1Aを静脈内注射する。生食で後押しし、上肢挙上も忘れない。

・[2分後] 頚動脈を触れながら心臓マッサージをいったん中止してもらい、モニター波形をチェックする。Asystole、PEAであれば「直ちに胸骨圧迫を開始してください」と声をかけて再開する。アドレナリンはこのターンでは打たない。

・[さらに2分後] 頚動脈を触れながら心臓マッサージをいったん中止してもらいモニター波形をチェックする。Asystole、PEAであれば「直ちに胸骨圧迫を開始してください」と声をかけて再開する。同時にアドレナリン1 mg・1Aを静脈内注射する。生食で後押しし上肢挙上も忘れない。このように、アドレナリンは隔ターンで打つ。

※これを繰り返し、ROSC の可能性が見込めない場合は家族に確認の上 CPR を終了し、お看取りをする。

Vf、pulseless VT

・波形を確認し、Vf、pulseless VT であれば、「電気ショックをかけるまでの間、直ちに胸骨圧迫を開始してください」と声をかけて再開して、かつ「ショックをかけます。モニター係の人はつまみを150J（二相性なら）にしてパドルを胸に押し当ててください」と言ってショックをかける係の人を任命する。

※リーダーはできる限り指示を出すことに専念したほうがよいため、直接医療行為をなすよりは客観的に見ていたほうがよい。しかし、人数的な制限がある場合や、電気ショックを与えられるのが自分しかいないと判断した場合は、自分で電気ショックまでかける。その場合も、今現在何をやっているのかが周りにわからなければ、電気ショックをかけているときに誰かが患者に触れてしまう可能性もあるため、できる限り周りの人にわかるよう大きな声で伝える。

・パドルを押し当てたら"充電"を押し「私、離れています。周りの人、離れています。酸素の人、離れています。最終波形は Vf、pulseless VT なので、電気ショックをかけます」と言ってから"放電"を押す。

・["ドンッ"という音がしたら]「直ちに胸骨圧迫を開始してください」と声をかけて、再開する。このように、電気ショックが優先される Vf、pulseless VT では、このタイミングではまだアドレナリンを投与しない。

・[2分後] 頚動脈を触れながら心臓マッサージをいったん中止してもらい、モニター波形をチェックする。

・波形確認し、Vf、pulseless VT であれば、「電気ショックをかけるまでの間、直ちに胸骨圧迫を開始してください」と声をかけて再開する。またアドレナリン1mg・1A を静脈内注射する。そして「ショックをかけます。モニター係の人は、つまみを150J（二相性なら）にして、パドルを胸に押し当ててください」と言って、ショックをかける係の人を

任命する。もしくは自分で電気ショックをかける。

・[2分後] 頚動脈を触れながら心臓マッサージをいったん中止してもらい、モニター波形をチェックする。

・波形確認し Vf、pulseless VT であれば「電気ショックをかけるまでの間、直ちに胸骨圧迫を開始してください」と声をかけて再開する。またアミオダロン（アンカロン®）300 mg を 5% ブドウ糖 20 mL に溶解して、静脈内注射する。そして「ショックをかけます。モニター係の人はつまみを 150J（二相性なら）にしてパドルを胸に押し当ててください」と言って、ショックをかける係の人を任命する。もしくは自分で電気ショックをかける。

※このように Vf、pulseless VT が続く場合は、アドレナリンとアミオダロン（アンカロン®）を交互に投与する。

※背板を入れたり挿管をしたりするのは、できるだけ 2 分ごとの波形チェックの際に行う。

まとめポイント

　急性期病院での救急／病棟管理案件はスポットバイトではあまり多くはない。また病院ごとの特色により行う仕事内容は大きく変わる。医師である以上どのようなシーンでも救急対応、特に CPA 対応ができるようにはしておかなければならない。ぜひ今一度ここで復習をしていただきたい。気管挿管と縫合処置に関しては必須手技とされることが多いため、あまり自信がない場合は"救急なし"の案件を選ぶようにしたい。

引用・参考文献
1) 日本蘇生協議会監."第 1 章 一次救命処置（BLS）""第 2 章 成人の二次救命処置（ALS）".
JRC 蘇生ガイドライン 2020 オンライン版．2020.

12 産婦人科外来・当直

INTRODUCTION

 概要

　産婦人科の日当直バイトは原則、独占業務である。産婦人科を専門としていない医師が行うことはないため、その分、報酬は高くなる。通常、専門医取得は必須条件ではないことが多いが、非産婦人科医が行うのは現実的には困難である。

　業務内容としては、大きく分けて、①外来業務、②分娩対応を含む病棟業務の2種類がある。特に夜間・休日帯の分娩対応がある場合には、比較的高額になる。

 勤務内容

　外来業務はクリニック・病院が扱う範囲によって、妊婦健診のみ、妊婦健診と婦人科対応、婦人科対応のみと異なる。病棟業務は主に分娩対応のみの場合が多いが、規模が大きめの救急受け入れ病院の場合には、婦人科対応も必要とされる場合がある。

　院内の宿直室に泊まらず、病院外のホテル・宿舎・自宅待機の上オンコールで呼ばれた場合のみ病院に向かい対応する形式の場合もある。また産科病院では妊産婦向けの食事がバイト医にも提供されるので、食事のクオリティは他科のバイトより高いことが多い。

給与面

外来業務の場合には、日勤帯 9〜17 時で 5〜10 万円程度、夕方〜翌朝までで 10 万円程度が相場だと考える。ただし、産科の場合には、分娩件数などにより増減の幅が大きい。また、分娩対応 1 件につき追加報酬を上乗せしている場合もある。

 勤務時間

通常、常勤先がある場合には、外来業務は土曜日午前のみの場合が多くなる。大学勤務の先生などで平日に外勤が可能な場合は、平日勤務もある。病棟業務は主に夜勤・休日帯（平日：夕方〜翌朝、休日：夕方〜翌朝の 12 時間、朝〜翌朝の 24 時間など）となる。

PRACTICE

外来業務

外来業務の場合には、婦人科では再診外来が主で対応は多岐にわたるが、下腹部痛への対応、不正性器出血への対応、卵巣・筋腫のフォロー、陰部掻痒などのマイナートラブル、ピルの継続処方、骨盤臓器脱の対応などとなり、通常、悪性疾患や新患の対応を任されることはない。

重要なポイントは、緊急性のある疾患に対して適切に対応することである。具体的には、異所性妊娠、卵巣嚢腫茎捻転である。比較的ポピュラーな卵巣出血も含めて、若年女性の突然発症の下腹部痛は産婦人科疾患である可能性が高い。突然発症＝血管性が疑われるが、基礎疾患でもない限り若年女性で産婦人科疾患以外の血管性疾患は考えにくい。例外を言えば、尿路結石も突然発症ではあるが、緊急性は上記よりは劣る。

異所性妊娠

尿妊娠反応検査

　異所性妊娠の95%は卵管妊娠であり、卵管妊娠破裂は緊急性が高い。いずれにしても尿妊娠反応陰性であれば容易に否定できるので、測定することをお勧めする。最近の性交渉歴を詳細に問診したりする医師もいるが、私は正確な情報が得られない可能性も念頭に置いて簡単な聴取に留め、「若い女性で下腹部痛・不正性器出血を認める場合には、皆さんに尿妊娠反応をお願いしています」という説明をして、「性交歴がない」とおっしゃる方も含めてシステマティックにお願いしている。性交渉歴など、妊娠をしている可能性について詳細な問診をした上で、結局、尿妊娠反応をお願いしている場面を見かけることがあるが、相手によっては気分を害されることもあるだろう。

胎嚢確認と血中 hCG 値

　月経周期が28日で順調である方で、最終月経から5〜6週、尿妊娠反応陽性から2週程度で、子宮内に胎嚢が見えない場合には、異所性妊娠を念頭に対応することが望ましい。胎嚢が見えずに正常妊娠の化学流産という展開もあるが、いずれにしても子宮内に胎嚢を一度も見ていない場合には慎重に対応すべきである。血中 hCG を測定できる施設であれば、1,000 mIU/mL 以上で、子宮内に胎嚢を認めない場合には、異所性妊娠の可能性を考える。ただし双胎妊娠の場合には 2,000 mIU/mL まで見えないこともある。

卵巣嚢腫茎捻転

　卵巣嚢腫茎捻転は、典型的には持続的な激痛である。長径 6 cm 以上になると捻転しやすくなる。したがって腹部超音波検査でも十分認められる下腹部腫瘤がみられた場合には、茎捻転の可能性を疑う。

　ポイントは年齢である。生殖可能年齢では卵巣温存が積極的に検討され、45歳以上になると摘出が前提となる。したがって、前者ではより迅速な対応が求められ、後者では疼痛が制御できれば、特により大きい場合には悪性の可能性も考慮に入れた MRI を含む正確な診断が優先される場合も

ある。時に、捻転程度が軽く、捻転と解除を繰り返して、原因不明の断続的な下腹部痛としてフォローされて早期発見が遅れることもあるので、そのようなレアケースもあることを頭の片隅に入れておいてほしい。また卵巣内膜症性嚢胞では多くの場合で周囲と癒着しており、捻転する可能性は考えにくい。

妊婦健診

妊婦健診は、おおむね全国統一されているので、週数で決められた各種検査と経腟・経腹超音波検査が任される。腹部緊張、不正出血などで予約外受診の対応もある。妊婦健診の目的は、母児ともに安全に出生までもっていくことである。

まず確認しておくべきことは、その施設における分娩取り扱い可能週数、対応可能な異常妊娠・合併症妊娠である。特に双胎妊娠、既往帝王切開術後妊娠、骨盤位などに対する施設の対応、前置胎盤・癒着胎盤の有無については、分娩方法の選択、高次施設への紹介と時期に関わる。

病棟業務

病棟業務では分娩時対応が主で、大体の場合、生まれる直前に呼ばれ、分娩中・産後の診察・対応と裂傷に対する縫合を行う。クリニックであればローリスク分娩の対応が主となり、緊急対応が必要となることは多くない。分娩件数の多い産科病院や救急対応病院では、緊急帝王切開の判断・対応、搬送受け入れの対応、紹介搬送の対応が必要となる場合が多くなる。婦人科救急対応病院では、救急外来の対応、異所性妊娠・卵巣嚢腫茎捻転の対応・手術が求められる場合もある。ただし、搬送付き添い、手術執刀などに関しては、オンコールの常勤医が行うのが通常である。

急速遂娩が必要となる場合、現在では吸引分娩が主流の施設が多いと思われる。普段、鉗子分娩を行う産婦人科医ならば、鉗子がない施設も多いこと、リスクから鉗子分娩を禁止している施設もあることに留意する（自分のマイ鉗子を持参している人もいた）。

まだまだ紙カルテの病院・クリニックも少なくない。その場合、カルテの字が読めずに悪戦苦闘する場合がある。外来にはなぜかそれらの象形文字を読めてしまうスタッフがいるので、孤軍奮闘せずにあっさりと聞いてしまうのがいいだろう。

　また、使うことができる薬、特に抗菌薬などは、総合病院と比べるとストックされている種類が限られてしまう場合も多い。なかなか苦しい選択を迫られる場合もあるが、スタッフに確認して普段使っているだろう抗菌薬を聞いて対応することも、社会的には致し方ない場合もある。

まとめポイント

　産婦人科は、内診台診察、流早産など、身体的にも精神的にもより配慮した診療が求められる場面が少なくない。自分のことがよく知られていないアウェーでは、診療スキルだけでなく、そのような点に対してより心がける必要がある。要は、アルバイトで金のためと割り切らず、常勤医としてぜひ迎え入れたい、一緒に働きたいと思われるような診療を心がけることが大事である。短時間でもせっかくなら同じ報酬でより楽しく・より充実した仕事をしたほうがいい。結局、常勤もアルバイトも変わらぬ姿勢で取り組むということである。

13 精神科病院当直

INTRODUCTION

概要

　本邦の令和元年（2019年）の医療施設調査によれば、病院の全病床は1,529,215床で、内訳として精神病床が326,666床（21.4％）にのぼり[1]、諸外国と比較して精神科の占める割合が大きいことが知られている。その理由として、精神科単科病院では、統合失調症を中心とした多くの患者が、その病状、高齢化、地域で暮らすための生活能力獲得の問題、支援体制構築の難しさなどから長期入院に至っており、今後も現状の入院患者数からの著しい減少には多くの取り組みと年月が必要と考えられる。そのため全国の精神科医15,925人（病院勤務は11,886人〈平成30年［2018年]〉）[2]で当直帯の治療を十分担っていくには明らかに人員が不足しており、他科へ向けて求人募集をしている場合がしばしばである。

　入院患者の大半は精神状態が安定していれば身体的にはアクティブな病態がないため、何百床も有する病院でも当直は1人の医師に任されることが一般的である。基本的にはちょっとした体調不良を訴える患者の対応にとどまる業務だが、精神状態によっては、行動制限という患者の人権に関わる処置を講ずるため、勤務に際しては、必ず一度は精神保健福祉法について勉強し、「自

分自身ができること」と「精神保健指定医へ診察を依頼すること」
を明確に区別しておかねばならない。

勤務内容

精神科単科病院での当直業務。

給料面

　平日の 17 時〜翌朝 9 時の夜間当直の相場は、1 晩 3〜5 万円
程度、土日祝に 9 時〜翌朝 9 時の日当直となれば、6〜12 万円
程度、二晩連続となれば 12〜20 万円程度。いずれも地方都市で
は、これら以上の金額での募集も散見される。またゴールデンウ
イークや年末年始の長期休暇中は上乗せがある場合もある。

勤務時間

　平日の 17 時〜翌朝 9 時、土日祝に 9 時〜翌朝 9 時の日当直
が一般的であろう。当直の入りの時間、終わりの時間は、各々の
事情に合わせて 1〜2 時間程度は融通が利くこともあり、勤務す
る病院との交渉次第と思われる。まず、しっかり勤務できる時間
を伝えてみよう。

PRACTICE

当直前にすべきこと

精神保健福祉法の確認

　まず、「自分自身ができること」と「精神保健指定医への診察依頼が必
須の事案」を、必ず確認する。

　精神保健指定医とは、「精神科医療において、本人の意思によらない入

院や、一定の行動制限を行うことがあるため、これらの業務を行う医師は、患者の人権にも十分に配慮した医療を行うに必要な資質を備えている必要がある。そのため、一定の精神科実務経験を有し、法律等に関する研修を終了した医師のうちから、厚生労働大臣が『精神保健指定医』を指定し、これらの業務を行わせることとしたものである」と定義付けされている[3]。よって、精神保健福祉法について十分な知識を持った上で、患者の病状に合った入院形態を選択し、隔離、拘束といった行動制限を行えるのは精神保健指定医だけであり、非精神保健指定医が誤った制限を行うと違法となりうることを常に忘れてはならない。

　行動制限のうち、非精神保健指定医ができるのは下記の3点に限られる。
① 12時間以内の隔離
②電話または面会に関する制限
③任意入院患者の開放処遇の制限

　③の開放処遇とは、本人の求めに応じ、夜間を除いて病院の出入りが自由に可能な処遇を指し、制限すれば、72時間以内に指定医の診察が必要となる。

　これら3つの行動制限について、それぞれ制限した旨およびその理由を、基本的には書面で（電話、面会制限のみ口頭可）説明する義務があり、各病院であらかじめ書式が準備されていることが一般的である。もちろん、制限は患者の病状からみて、本人または周囲の者に危険が及ぶ可能性を回避するためのものであって、決して制裁や懲罰あるいは見せしめのために行われてはならない。より詳細な行動制限の対象となる事項については後述するが、医局に1冊は置いてあろう専門書（『精神保健福祉法 詳解4訂』[4]）で精神保福祉法の条文が確認できるので、行動制限に関わる第36条、第37条の項は一読しておきたい。

入院患者の状態確認

　勤務する精神科病院の急性期病棟と慢性期病棟では、患者の状態も異なる。特に急性期病棟には主に入院して3ヵ月以内の患者が大半であり、夜間に精神症状が活発となる症例もしばしばである。それゆえ、当直帯への

引き継ぎ時の情報収集や必要時の投薬内容を、あらかじめ確認しておくことが大切となる。特に、希死念慮が強い患者の状態については、頻回に病棟スタッフと連携しながら見守ることが重要である。前もって、緊急時にオンコールする当番の精神保健指定医とコミュニケーションをとっておくことも必須である。

当直中の業務と注意点

病棟回診

夕方〜夜間に１回、当直後の朝の最低２回は病棟回診を行い、病棟スタッフと挨拶を交わし、病状活発な患者の状態について情報共有しておくことが望ましい。先にも述べたように、希死念慮が強い患者や興奮状態に至りやすい患者は頻回に状態を把握し、あらかじめ緊急時の対応のイメージは持っておく必要があろう。大学病院や総合病院と異なり、精神科単科病院では、患者に対する看護師数も少なく、薬剤師の当直体制を敷いていないことも多々あるので、救急対応を医師自らが全て行わざるをえない場合を想定し、救急カートやボックスにある薬は必ずあらかじめ確認する必要がある。身体科のセット内容と異なるのは、患者の精神症状が強く、興奮状態に至った際に投与される抗精神病薬の注射薬および内服液があることと、過呼吸など発作的な不安症状の改善に用いられる抗不安薬の注射薬が常備されている点である。

隔離・拘束

患者の新たな隔離を検討する場合、対象となる患者に関する事項は、下記のいずれかの病状がみられる場合と定めてある。前述のように非精神保健指定医は、12時間を超えない隔離についてのみ、その要否の判断が許されている。

隔離の対象となる患者は、主として次のような場合に該当すると認められる患者であり、隔離以外によい代替方法がない場合において行われる

ものとする。

ア　他の患者との人間関係を著しく損なうおそれがある等、その言動が患者の病状の経過や予後に著しく悪く影響する場合

イ　自殺企図又は自傷行為が切迫している場合

ウ　他の患者に対する暴力行為や著しい迷惑行為、器物破損行為が認められ、他の方法ではこれを防ぎきれない場合

エ　急性精神運動興奮等のため、不穏、多動、爆発性などが目立ち、一般の精神病室では医療又は保護を図ることが著しく困難な場合

オ　身体的合併症を有する患者について、検査及び処置等のため、隔離が必要な場合

（精神保健及び精神障害福祉に関する法律第三十七条第一項の規定に基づき厚生労働大臣が定める基準（厚労省告示第百三十号）[5]より抜粋）

　　よって、もし上記項目を満たす場合は、患者に対して隔離を行う理由を記した用紙を準備した上で、その旨を告知説明し、書面を手渡すとともに、病状、隔離に至った経緯、理由、開始日時をカルテに記載しなければならない。隔離解除の際の手続きも同様の流れが必要となる。

　　一方で、新たに身体拘束を検討する場合は、精神保健指定医がいなければ、開始および解除はできないため、病棟スタッフからの患者の状態報告でその必要性を感じた時点で、直ちに当番の精神保健指定医に電話する。

　　また、隔離・拘束の最中にある患者については、精神保健福祉法に基づいて、医師が最低でも日勤帯に隔離は1回、拘束は2回の診察を行って、患者の状態や隔離・拘束の継続の必要性をカルテ記載していることが一般的である。しかし、もし当直帯にその日の診察が行われていないことを発見したら、病棟スタッフと共有の上、診察およびカルテ記載を行わねばならない。特に身体的拘束中にある患者は、精神症状が重症であることがしばしばだが、身体的にも深部静脈血栓症や褥瘡など長期臥床によってリスクが生じる疾患に注意を払う必要があり、診察時は精神症状とバイタルサ

インだけでなく、食事量や水分摂取量、尿量や発汗の有無、定期的な体動が行われているかなどを必ず確認しておく必要がある。

電話対応について

　夜間に、かかりつけ患者から「病状について当直医と相談したい」と、急な電話対応を求められることがある。多くは緊急性に乏しく、5〜10分程度傾聴することで一定の不安が解消され、「明日主治医が出勤したらもう一度ご連絡ください」とお伝えすることでその場は解決するが、本人または家族から自傷行為や大量服薬といった希死念慮をうかがわせるワードが出ることもあるため、事前にそういった場合の対処についても、当番の精神保健指定医と相談しておきたい。

当直後の連絡

　「○○さんが珍しく食事を残しました」「○○さんは昨晩あまり眠れなかったようです」など、一見ささいに感じるかもしれない病棟スタッフからの報告であっても、精神科としては大きな変化や診断、治療の手助けとなる情報の可能性があるため、必ず日誌に記載する。

まとめポイント

　当直業務は、基本的には一晩コールがなく、回診だけで勤務を終えることが多い。しかし、緊急時には精神保健福祉法に従った判断、処置が求められるため、迷ったときは安易に行動制限することなく、当番の精神保健指定医に遠慮なく電話して指示を仰ぐべきである。また直接業務に関わらないかもしれないが、まれに当直帯に患者から強い退院請求が出され、その可否について精神保健指定医の診察が必要となる事態がある。必ず一度は任意入院、医療保護入院など精神保健福祉法に規定された入院形態についても確認しておく必要がある。

引用・参考文献
1) 厚労省ホームページ. 令和元 (2019) 年医療施設 (動態) 調査・病院報告の概況：医療施設調査. https://www.mhlw.go.jp/toukei/saikin/hw/iryosd/19/dl/02sisetu01.pdf (2022 年 3 月 11 日閲覧)
2) 厚労省ホームページ. 平成 30 年 (2018 年) 医師・歯科医師・薬剤師統計の概況：結果の概要：1 医 師. https://www.mhlw.go.jp/toukei/saikin/hw/ishi/18/dl/kekka-1.pdf (2022 年 3 月 11 日閲覧)
3) 厚労省ホームページ. 精神保健指定医とは. https://www.mhlw.go.jp/content/000412951.pdf (2022 年 3 月 11 日閲覧)
4) 精神保健福祉研究会監. 精神保健福祉法詳解. 4 訂. 東京, 中央法規出版, 2016, 1142p.
5) 精神保健及び精神障害福祉に関する法律第三十七条第一項の規定に基づき厚生労働大臣が定める基準 (厚労省告示第百三十号).

14 小児科救急

INTRODUCTION

概要

　ここでは、読者対象を小児科医以外の医師（他専科医師、もしくは研修医）が小児診療を行う場面を想定する（小児科医向けの指南書に関しては、既存の良書を参照いただきたい）。まず、小児科医である筆者が、普段小児を診ていない先生方へお伝えしたい心得を、以下に示す。

年齢は大きな情報

　一般的に小児科の対象年齢は「出生～中学生まで」とされているが、実際、一般外来受診者は未就学児（小学校入学前）が大半を占め、さらに感染症に関しては、母親の移行免疫が切れて集団生活が始まる生後9ヵ月ごろから、自己である程度免疫を獲得していくまでの3歳未満が、圧倒的多数を占める。ぶっちゃけた話、common disease で絞るなら、筆者としては、小学校高学年以上の小児は、普段大人の診療をしておられる先生方も困る場面が少ないと思う。よって今回は、おおむね新生児から小学校低学年までをターゲットにしたお話にさせていただく。同じ発熱でも、生後1ヵ月、1歳児、小学校1年生では、大きく対応が異なる。

115

受診の決定権は保護者

　小児科では多くの場合、病院受診の意思決定をするのは保護者である。上記の通り、患者の多くが未就学児であり、主訴を正確に訴えるのが困難であることから、保護者の感覚・感情での受診が多くなる。それがコンビニ受診の多い原因となっているが、一方 pit fall の温床にもなりうる。pit fall を落とさないこともちろんだが、医学的知識の乏しいなか、愛するわが子の苦しむ姿に追いつめられる親の立場を慮り、優しく、正しく、適切な受診へと導くのも、小児診療の大きな役割といえる。

先天性疾患の存在

　大人と違い、小児は年齢が低いほど、先天性疾患が潜在している可能性がある。周産期歴、健診歴は、時に多くの情報を含んでいる。新生児や乳幼児の初見の患者さんの場合、可能な限り"母子手帳"や"お薬手帳"をうまく活用することが望ましい。

 ## 勤務内容

　一般小児科の夜間、休日は、圧倒的に発熱が多く、いわゆる感冒の対応が主体となる。小児科では理学的所見（視診、聴診、触診）をとる際に、本人の協力が得られない（むしろ全力で拒絶して邪魔してくる）ことがほとんどなので、看護師のサポートが重要になる。ただし、現実的には看護師のサポートが得られない状況も多く、特に感冒の診察の肝となる鼓膜や咽頭の所見をとる際は、保護者の協力が不可欠である。このような状況では、児の固定の仕方などを保護者に説明して（保護者の膝の上に座らせ、片手で児の両手、もう片方の手で児のおでこを固定してもらうと診察しやすい）、サポートしてもらう必要がある。

給料面

　一般的な総合病院の小児夜間救急は、夕方から明朝までの常勤医不在時間で、おおむね一晩の患者数 10～30 人程度、7～8 万円が平均だが、近年は都市部を中心に一次診療専用の夜間救急があり、繁忙期には 50 人以上の患者が集まり、朝までノンストップ、エンドレスな診療もありえる。その場合、給与は 2 倍以上となる。ただ、これらは小児科医の勤務が主体であり、今回の想定は小児科不在の病院の一般当直（夜間、休日）、一般の休日診療所（主に休日の日勤）での小児受け入れ（主に小児科医の少ない地方や離島）などになるため、軽症がメインであることは変わらないが、本来なら最初から二次や三次に受診するケースに遭遇する可能性があり、注意が必要である。

PRACTICE

　レアケースや診断のための具体的なスコアリングなどは既存の成書に譲るとして、ここでは小児救急で頻度が高いものに絞って、症候別、年齢別に、筆者が注意している点をご紹介させていただくこととする。概要でお示ししたように、大前提として"母子手帳""お薬手帳"は最大限活用することをお勧めする。"母子手帳"の周産期情報、ワクチン接種歴、健診歴や先天性疾患の確認、"お薬手帳"の受診歴（ドクターショッピング傾向）、投薬傾向などは、リスク予測、保護者との対話で重要となる。

［例］

・早産の乳児 RSV 感染→細気管支炎の重症化リスク（喘鳴に注意）

・予防接種未接種（生後 2 ヵ月未満、もしくは接種もれ）の発熱、遷延咳嗽→髄膜炎、百日咳罹患のリスク

・定期健診未受診、ワクチン未接種、母子手帳記載なしの外傷多発→虐待

のリスク

・ドクターショッピング傾向→抗菌薬依存のリスク

　以下では、小児救急外来で頻繁に遭遇する、上位3症候（発熱、咳嗽・喘鳴、腹痛）についてご紹介する。

発熱

生後3ヵ月未満

　基本的に、そのまま入院紹介がベターである。特に生後2ヵ月の初回Hib、肺炎球菌の髄膜炎起炎菌の予防接種が済んでいない場合は、要注意である。慣れている小児科医の場合、月齢、全身状態や採血の結果、予防接種歴などで帰宅させて経過観察とする場合もあるが、慣れていない場合は入院にて sepsis work-up の上、抗菌薬投与を開始して経過観察とするが無難といえる。保護者への説明では、「生後間もない赤ちゃんは、重症化が予期しにくい上に急激に重篤になる可能性があるので、入院して先回りの治療をしておくほうが安全ですよ」とお伝えすると、多くの保護者は納得してくれると思う（当然のことながら、結果的には軽症がほとんどであるが）。

1歳前後

　母からの移行抗体がなくなり、集団生活も始まるので、感染症が最も多い年齢となる。個人差は大きいが、保育園デビューしてから毎週発熱するなどということも普通にありえる。ほとんどがウイルス感染であり、対症療法で自然軽快を待つことになるが、最低限注意すべき点は以下である。

熱性けいれん

　この年齢での初感染が多い、突発性発疹などのウイルス感染では、突然の高熱も多く、発熱初日はいわゆる単純性の熱性けいれんに頻繁に遭遇する。救急搬送の場合が多いが、5分程度で自然に止痙し、搬送時にはけろっとしていることも多い。筆者は可能な限りはスクリーニング目的にライン確保の上、血糖値、電解質、静脈血ガス、アンモニア、CBC、一般生

化学をチェックしている。ただ、休日診療所や離島などではそこまではできないことが多く、意識清明で、筋緊張亢進など、あやしい所見がなければ、30分程度、群発しないか様子を観察の上、帰宅でいいと考える。もちろん受診時にけいれんが継続していれば、第一選択のミダゾラムもしくはジアゼパムIV（ライン確保困難ならジアゼパム坐剤挿肛）にて止痙を試みる。それでもけいれんが続く場合（胃腸炎関連けいれんなど）は、高次病院への搬送を検討する。

中耳炎

ほとんどが急性上気道炎（かぜ）の二次的な炎症の波及であり、解剖学的構造とかぜの罹患率から、ほぼ1歳前後にしぼられる。この年齢では、感冒時には常に中耳炎が併存するリスクがあると考えるべきであり、鼓膜所見をとることは必須となる。問題は、検査に非協力的なので看護師や保護者による抑制が必須となることと、この年齢では高率に耳垢が存在して鼓膜の観察が困難なことである。好発年齢で、耳さわり、不機嫌、発熱遷延などがあれば中耳炎を強く疑うが、耳垢除去はしっかりとした抑制が必要で、慣れていなければ鼓膜損傷のリスクがあるため、困難と判断した場合は速やかに耳鼻科受診を検討することがベターである。

川崎病

この年齢で発熱が遷延する場合、全ての小児科医は川崎病を意識した診察をする。ここで川崎病主要症状を列挙するのは避けるが、発熱が4〜5日続いていて、とにかく超不機嫌で、口も眼も赤い、発疹がある、BCG接種部位が腫れている、などを認めるようなら、川崎病を疑って小児科にて精査を依頼してよいと思われる。基本的には炎症反応は強く出ることが多いので、CRP値なども参考になる。アデノウイルス咽頭炎、溶連菌感染などとも症状が重なる部分もあり、迅速検査が可能なら施行する。ただし、これらの感染症があったとしても川崎病が否定できるものではないので、やはり症状から疑われる場合は紹介が無難である。

3歳以上

上気道炎、胃腸炎などの急性ウイルス性感染症が主で、全身状態がよけ

れば対症療法で経過観察可能な症例がほとんどである。ただし、元気そうでも5日以上発熱が継続するようなら一度、小児科受診させるのが無難と思われる。

咳嗽、喘鳴、蓄痰

乳幼児の感冒で、保護者の方々はよく「ぜーぜーしていた」と訴える。ただし、一般の方の言う「ぜーぜー」は主に気道分泌亢進による喀痰の移動音を説明していることが多く、この訴えを短絡的に「喘息」と考えるのは早計である。特に1歳前後までの細気管支炎においては、聴診上、喘息と見分けが困難で、判断に迷う。クリアカットはできないが、メプチンなどのβ刺激薬の吸入と気道吸引が判定の目安の一つになると筆者は考えている。吸入だけで明らかに喘鳴が解除されれば、喘息の可能性大、吸入よりも上気道の喀痰吸引にて酸素飽和度の上昇と呼吸音（rhonchi、ぜーぜー、ゴロゴロ）の改善が得られるならば、上気道炎の可能性が高いと筆者は考えている。喘息が疑われるようならかかりつけ医へ相談するよう提言、蓄痰が主たる病態の場合は随時気道吸引の励行を促すとよい。わが子が「ぜーぜー」「ゴロゴロ」と呼吸がきつそうな姿をずっと見ているのは（普通の）親としては苦痛を感じる。いずれにしても吸入と吸引をしてあげることは、保護者の満足度に大きく貢献することが多く、患者（保護者）の要望があり、かつ施設的に許されるようなら励行を推奨する。

腹痛

ほかの症状同様、救急といっても成人に比し、圧倒的に軽症が多い。ここでは腹痛の程度によって3つのカテゴリー（高度、中等度、軽度）に分類する。軽症のものは特に診断がつかないものが多く、症例数としては最も多いが、ここでは高度、中等度の腹痛について紹介する。

高度（七転八倒し、脂汗をかくようなもの）

便秘症

元気だった幼児（3~7歳くらい）が突然、激しい腹痛で苦しみだし、

時には嘔吐や微熱を伴い、救急搬送されることがある。特徴的なのは間欠的な痛みで、on/offがはっきりしており、30分〜1時間周期で反復する。ピッタリ合致するようなら、検査せず、浣腸の反応を見てもよいと思われる。

腸重積

ほとんどが生後6ヵ月から1歳前後までの小児に起こる。難しいポイントは、この年齢では腹痛があっても「おなかが痛い」とは言えないことである。その多くは、原因不明の不機嫌、嘔吐などで疑うこととなる。教科書的な「イチゴゼリー状の血便」が出るのはやや進行してからであり、この疾患の golden time を考えると、その前に診断したいところである。エコーにて確定診断できるが、エコー技師が不在であったり、慣れていないとスルーされたりすることもある。上記のような症状が疑われて迷ったら、小児救急搬送がベター。

IgA血管炎（アレルギー性紫斑病）

有名な pit fall だが、小児の腹痛を主訴としたものとして、ぜひ頭に入れておきたい疾患である。3〜10歳くらいの小児で感冒症状に続く原因不明の腹痛があれば、下肢の紫斑や関節痛の有無を確認する。緊急性はない場合が多いが、腹痛が強ければ安静、輸液目的に入院を要することもある。まれではあるが紫斑病性腎炎への移行の可能性もあり、軽症で帰宅させる場合も必ず小児科フォローを受けるよう説明が必要である。

虫垂炎

これは大人と大きな違いはないが、やはり症状がマスクされることがあり、典型的な右下腹部の圧痛だけで除外は困難である。典型的な所見がとれなくても、ジャンプさせて痛みがあるようならエコーまでチェックするほうが無難である。

中等度（少し自力で動くのがつらく、やや不機嫌なもの）

感染性腸炎

圧倒的に症例数が多いので、全部ここに落とし込みたくなってしまう。上記の高度腹痛の特徴が認められなければ、可能性は高いかもしれない。

小児は嘔吐の閾値が低く、腹痛よりも嘔吐が問題になることが多いと思われる。ロタやノロなどのウイルス性腸炎であれば対症療法だが、血便が続くようなら細菌性腸炎の可能性も検討する。余談だが、2020年にロタウイルスワクチンが定期接種化されて以降はロタ感染での重症化が激減し、典型的な白色便を呈しても軽症化であることが多い印象がある。

過敏性腸症候群

キーワードは「朝に増悪、夕に軽減」である。そのほか「週初めに増悪、週末に軽減、もしくは消失」も特徴的である。幼稚園児〜中学生まで広く起こりうるが、学童児に圧倒的に多く、本人は本気で症状を自覚しているので、詐病のようなアプローチは禁忌である。もちろんこれは除外診断的に落とし込むことが肝要であり、ほかの疾患をきちんと除外してからの診断が賢明である。

軽度（機嫌良好で、「おなか痛い?」と尋ねると「うん」と言うもの）

幼児はよく、「どこか痛い?」と聞くと「おなかがいたい」ということが多い。経験的には、5歳未満の主訴は、実際の問題と乖離することも多い。もちろん上記の高度、中等度の前駆症状の場合もあり、注意が必要である。常套句ではあるが、「症状が強くなるなら再診してね」を忘れずに伝えるべきである。

薬剤投与・処方例

小児への薬剤投与は体重や年齢に応じた用量調整が必要であることが多いが、救急のわずかな時間の中で調べて計算することはなかなか大変である。以下に、筆者が小児に対してよく使う薬剤とその簡単な用量調整方法の具体例を示すので、参考にしていただきたい。

▶ 解熱剤：アセトアミノフェン頓用　10mg/kg/回（4〜6時間以上空け、一日3回まで）　※原則として6ヵ月未満には使用しない

▶ 痰

・カルボシステイン（ムコダイン®DS50%）（500 mg/g）0.06 g/kg/日

分 3

- ・アンブロキソール（小児用ムコソルバン®DS1.5%）0.06 g/kg/ 日　分 3
- ▶ 咳＋痰：チペピジン（アスベリン®シロップ 0.5%）（5 mg/mL）3 mL/ 日　分 3
- ▶ 整腸剤：酪酸菌（ミヤ BM®またはビオスリー®）　6ヵ月：0.5 g/ 日、1 歳：1 g/ 日、3 歳以上：2 g/ 日。全て分 3。
- ▶ 抗けいれん薬：ジアゼパム（ホリゾン®）（1A/2mL 10mg）0.3 mg/kg（＝ 0.06 mL/kg）IV、最大 1A/ 回
- ▶ 喘息発作薬：サルブタモール（ベネトリン®）0.3 mg（1.5 mL）＋生食 2 mL　※成人は 0.5 mg

まとめポイント

　普段成人のみを診察している医師は、薬剤の使いづらさや診察に難渋することから、小児診察を意識的に避けてしまうことも少なくない。しかし、年齢、"母子手帳"、"お薬手帳"に書かれた内容など、診察以前に得られる情報は多く、ある程度疾患を想定した状態で診察することができるのもその特徴である。小児科医が不足している今、内科医や外科医であっても、未来ある小児のため最低限の小児診察はできるようにしたい。

患者さんに寄りそう態度を示そう

　本章筆者が若かりし頃、ある日の一次救急の診療終了後に、激昂した患者の祖父からクレーム電話が入った。患者は発熱初日で受診し、解熱薬で帰宅。後日、耳鼻科受診で中耳炎が見つかり、祖父は「お前はこれを見逃した。誤診に対してどう責任を取るのか？」と──。お酒も入っていて、興奮しておられた。

　その患者さんが受診した日、待合室には患者が入り切らず、車での待機も多く、正直、私はできるだけ早く患者を回すことに集中しており、はっきりと耳触りなどのエピソードがなければ耳の診察をスキップしていた。耳の診察を怠っていたのは確かなので、非を認めて謝罪したところ、その方は突然態度を変え、それどころか今後も頑張るよう激励されてしまった。患者さん、特に子どもの保護者にとっては疾病の重症度や診療の精度も大切だが、それにも増して何より患者さんに向き合う「態度」が大切なんだろうなぁと実感した次第だ。今でも時々、夢に出るエピソードである。

　そのほかにも失敗は数多くあるが、特に患者さんからのクレームは後から思えば成長の糧になってきたように思う。基本的なことだが、患者に寄りそう態度をはっきり示すことは軽症の診療においても、いや小児の軽症においてこそ最も重要であると今は考えている。

15 透析管理

 概要

　透析療法には血液透析と腹膜透析があるが、アルバイトでは滅多なことがない限り腹膜透析の管理を行うことはないため、ここでの透析とは血液透析のことを指す。

　業務内容は主に、維持透析患者さんの回診・処方・透析条件の調整・急変対応である。維持透析患者さんは、月・水・金もしくは火・木・土のどちらかのシフトで週に3回、1回3〜6時間行っている。透析が行われている時間には必ず医師の常駐が必要なため、基本的には回診後、待機することが役割となる。待機中に何かあれば、そのつど対応する。定期バイトと臨時バイトでは、やや内容が異なる。

　また透析患者さんは長期間透析を行っており、こだわりが強い人が多く、柔軟な対応が求められる。

 勤務内容

　透析施設の規模や時間帯によって透析患者さんの数はさまざまだが、数人〜数十人であることが多い。基本的には、自分の担当する時間帯の患者さんの対応は全て行うこととなる。ここで、定期バイトか臨時バイトかで、業務内容が少し変わる。

シャント穿刺を医師が行う必要があるかは、事前の確認が必要である。基本的にシャントへの穿刺は看護師が行うところが多いが、医師が行う場合もあり、自信がない限りは避けた案件を選ぶほうが無難である。

透析患者さんには透析主治医がおり、基本的には週に1度（月・水・金シフトであれば毎週月曜日など）、主治医が透析条件の調整・処方の変更・検査を行う。定期バイトの場合、施設にもよるが、この透析主治医（だいたい10〜20人程度）となることがあり、初めての場合にはややハードルが上がる。臨時バイトの場合には担当患者さんを持つことはなく、回診・臨時処方・有事の対応となる。透析主治医となる場合は、後述する実践手順の全ての項目がわかっていないと厳しいかもしれない。

給料面

地域によって異なるが、時給1万円程度が相場である。したがって1回5万円程度であることが多い。また定期バイト・臨時バイトで業務内容に差があるものの、給与が変わることがほとんどないため、臨時バイトのほうが割はよいといえることが多い。

勤務時間

拘束時間は1コマだいたい5時間程度で、1コマとは朝：8〜13時、昼：12〜17時、夕：18〜23時のことを指すことが多い。透析患者さんが透析を行っている間は、その施設に滞在しなければならない。しかし実際の労働時間は患者数にも左右されるものの、定期バイトで2時間程度、臨時バイトで1時間程度であり、残りの時間はほとんどが待機となる。

PRACTICE

透析開始

透析開始時間になったら患者さんへの穿刺が始まる。穿刺は看護師さんが行う場合が多いが、医師穿刺の場合もあり、確認したほうがよい。穿刺は脱血側・返血側への2本行う。基本的にはルートと同じであるが、やったことがない場合には医師穿刺がない施設を選んだほうがよい。

透析回診（臨時バイトの場合。回診すらなく待機のみのこともある）

そのクール透析患者さんの全ての穿刺が終わったら、回診が始まる。だいたい透析開始後1〜2時間後に始まり、透析リーダー看護師と一緒に回ることが多い。

回診では、一言「本日の担当の○○です。調子はどうですか？　お変わりないですか？」と声をかけ、変化がないか確認する。ほとんどの場合、「いいです」と言われて終わりとなる。

寝ている患者さんも多く、無理に起こさないほうがよい。患者さんは毎透析時に回診があり、うっとうしいと感じている方もいるため、挨拶程度にとどめておくのが無難である。何か変化がある（風邪引いた、血圧が高い）のであれば、対応する。臨時処方など、基本的には内科的な対応でよい。判断に困る場合には、「主治医に確認してください」でもよい。困った場合には回診についてくれている看護師さんが普段の対応を教えてくれることも多いため、必ず相談する。

基礎体重（DW：ドライウエイト）の調整

浮腫や普段の血圧・レントゲンを見て、基礎体重を調整する。教科書的には「心胸比が50%以下」「浮腫がない」「降圧薬を内服しなくても血圧が正常範囲内」などと書かれているが、実際にはいろいろな合併症を抱え

ており、教科書どおりにはいかない。普段の透析前後の血圧変動・レント
ゲンを見て微調整していくことが多い。1回の透析でDWを300〜500g
調整する程度でよい。しかし、ほとんどの場合はDWがすでに決まって
おり、調整するのは月に1回あるかないか程度と考えてよい。また、長期
透析患者さんは特にDWに強いこだわりがある方が多く、明らかに溢水・
脱水でない限り、ある程度は患者さんの希望に沿う形のほうがよい。いか
にうまくDW調整を交渉するかは腕の見せどころとなるが、あくまでバ
イトの場合は深入りしないことをお勧めする。

採血の項目と管理方法

　毎回の透析で採血を行うわけではないが、2週間に1回など定期的に施
行されているため、前回の透析時に採血を行っている場合は、それぞれの
項目の結果を踏まえて、投薬の調整や食事指導などを行わなければならな
い。以下に、それぞれの項目とその管理方法を示し、透析患者さん特有の
ポイントを解説する。

貧血

▶Hb：10g/dL〜12g/dL を目標とする[1]

　基本的には、ESA製剤の用量調整を行う。貧血の程度にもよるが、
Hb10g/dL以下の場合は、ESA製剤の用量を1〜2段階上げる。逆に
Hb12g/dL以上では用量を1〜2段階下げる、もしくは中止する。

▶フェリチン：100〜300ng/mL、TSAT 20%以上 を目標とする[1]

　透析のたびに透析膜に残血するため鉄欠乏となりやすく、月に1度フェ
リチン・TSATを測定し、フェリチンを高めに保つことが推奨されてい
る。補充方法は、経口・静注があるが、内服だとコンプライアンスが悪い
ことが多く、静注が確実な方法といわれている。静注の場合には13回の
投与をめどに効果判定し、漫然とした投与は避けたい。

　注意事項として、高用量のESA製剤・鉄剤を投与していても改善が乏
しい場合、腎性貧血以外の疾患（消化管出血や血液疾患・慢性炎症）をし
っかりと除外すべきということがある。

また最近では HIF-PH 製剤も新たに登場しているため、慢性炎症などで鉄の利用効率が低下していると考えられる場合は、そちらへの変更も検討する。

電解質

▶ K：3.5〜5.0mEq/L を目標とする

透析患者さんであるため、尿からのカリウム排泄ができない。よって高 K 血症になりやすく、急変や突然死の原因にもなるため、しっかりとした管理が必要である。

高 K 血症をきたしている場合、ほとんどが食事摂取によるものであるため、しっかりと食事指導を行う（生野菜や果物・ナッツ・コーヒーなどの摂取を控える）。それでもダメであれば、透析効率の up（透析膜面積の up や透析時間の延長）や陽イオン交換樹脂（アーガメイトゼリー®など）処方などの内服治療を行う。

また、まれにシャント不全で透析効率が落ちている場合もあるため、再循環率の測定を行うとよい。

骨・ミネラル代謝（Ca・P・intactPTH）

▶ 補正 Ca：8.4〜10.0mg/dL を目標とする[1]

Ca 4.0mg/dL 以下の低アルブミン血症の場合、補正 Ca（実測 Ca + 4 − Alb）を用いる[1]。

腎不全のため VitD の活性化ができず、基本的には低 Ca 血症になりやすい。低 Ca 血症では致死的不整脈の原因となるため、活性型 VitD 製剤の投与を行う。しかし、上記の目標値内ではできるだけ低く保ったほうがよい（8.4 に近いほどよい）[1]ため、目標値内でも低めに保てるようにするのがベストとなる。活性型 VitD 製剤の使用で、逆に高 Ca 血症をきたしてしまう場合があるが、それが持続すると血管石灰化の原因となるため注意が必要である。また、そうでなくとも高 Ca 血症をきたしている場合は、後述するカルシウム受容体作動薬（エボカルセト〈オルケディア®〉、エテルカルセチド〈パーサビブ®〉）などの使用を検討する。

▶ P：3.4〜6.0mg/dL を目標とする[1]

129

腎不全による排泄障害のため、基本的に高P血症となる。低P血症の場合は低栄養を疑う。長期的に 6.0mg/dL 以上の場合は明らかに生命予後が悪いことがわかっており、管理が必要である。ほとんどが食事（インスタント食品などの加工食品・コンビニ弁当）による影響が大きいため、食事指導が重要である。ただし制限しすぎると低栄養となるため、しっかり透析効率を上げ、透析時間を伸ばし、透析による除去を行うことが最優先である。加えて、ほとんどの患者さんがリン吸着薬を内服し、コントロールを行っている。しかし透析患者さんの多くは内服コンプライアンスが悪く、服薬指導も重要である。

▶intact PTH：60〜240pg/mL を目標とする [1]

まずは、Ca/P を正常化することを目標とする。Ca/P が目標値に入り、intact PTH 240pg/mL 以上の場合に、介入を開始する。治療は、内服もしくは静注によるカルシウム受容体作動薬を使用する。内服製剤は、嘔気などの消化器症状が導入当初に起こることが多いが、その後、慣れてくることがほとんどであるため、その点を伝えておくとよい。内服・静注とも低用量から始めるのが better である。intact PTH は比較的変動が大きいため、長い目で見てコントロールするのがよい。またカルシウム受容体作動薬の出現で、コントロールができるようになったため副甲状腺への外科的治療の回数は激減したが、薬物治療に抵抗性の場合、それらを考慮する。

透析腎がんチェック

透析患者さんは萎縮腎が腎がんとなる確率が高く、年に1〜2回、腹部超音波や CT で腎がんのチェックを行う。

急変への対応

基本的に、透析患者さんだからといって特殊な対応はあまりなく、通常の救急疾患の対応と同じで問題はない。

血圧低下時

まずは除水を止める。それでもダメなら、生理食塩水を 100〜200mL ボ

ーラス投与する。反応がない場合には、昇圧薬を併用する。ほとんどの場合は、除水が早く血管内 volume が一時的に減少することによって起こるため、それらで解決するが、治らない場合は心原性などの原因精査を行う。状態が悪い場合には、速やかに透析を中止して救急搬送する。ただ、患者さんによっては高頻度で起こす方もおり、看護師さんや技師さんが慣れている場合が多いため、相談するのがよい。

動悸・頻脈

上記と同じく、一時的に血管内 volume が減少することで起こることが多いが、普段起こらない方が起こすようであったら、心電図を確認するのがよい。

胸痛

基本的には救急対応と同じである。所見をとって心電図を確認、ACS が疑わしければ、近隣病院へ救急搬送を行う。

シャントトラブルへの対応

脱血できない

血流を下げて（80 mL/min 程度まで）対応可能であれば、その場をしのぐことはできるが、シャント不全である可能性が高い。早急に PTA やシャント再建が必要な場合があるため、主治医に相談する。

返血できない

返血側の針の先あたりの可能性がある。針先の調整をする。回路閉塞の可能性もあり、その場合は透析を終了する以外方法はない。抗凝固薬の量の見直しや ACT の測定を行う。

シャント音がしない

シャント閉塞している可能性が高い。このままでは透析ができないため、血栓除去などの処置が必要である。自施設でできないことが多いので、最寄りのシャント病院へ受診を早急に行う。基本的にかかりつけのシャント病院があるため、そちらへ紹介すれば問題はない。

まとめポイント

　維持透析患者さんのほとんどは落ち着いており、安定している場合は待機時間が勤務のほとんどである。ただし透析患者さんはもともと内科的合併症が多いため、ある程度の内科的知識があるほうが安全である。透析患者さんだからと言って特別な対応はほとんどないため、非専門医であっても一度臨時バイトから始めて慣れてきたら定期バイトにすることも可能と考えられる。

引用・参考文献
1) 日本透析医学会. 慢性腎臓病に伴う骨・ミネラル代謝異常の診療ガイドライン. 日本透析医学会雑誌. 45 (4), 2012, 301-56.

4章

訪問診療

16 訪問診療（グループホーム、特養など）

INTRODUCTION

 概要

　訪問診療では、個々の在宅へ出向く場合と、グループホーム・特養などの施設に出向いて入所者（多くの場合 20～30 人程度）の定期診察・採血結果のチェック・内服調整などを行う場合がある。ここでは、後者の施設での訪問診療にフォーカスをあてる。

　施設への訪問診療は、1 日限りの単発バイトよりは、「毎週何曜日の午後○～○時」など定期勤務で行うことが多い。そのため、多くは勤務している病院の関連施設に出向くことが多いといえる。

 給料面

　時給 5 千～1 万円が相場であるが、慢性期病院での勤務においては勤務内容に組み込まれている場合があり、それ自体には給料が発生しない（病院での給料に含まれている）ことがある。しかし実は交渉を行うことで別途病院側から給料が発生する場合もある（訪問診療を行うことで、少なからず病院側は施設側から報酬を受け取っているため）。

 勤務時間

　多くの場合、午後の 2～4 時間程度。午前中は勤務している病

院での勤務、午後から施設訪問というパターンや、その逆が多い。

PRACTICE

　診察する入所者は、すでに施設側の職員がリストアップしていることがほとんどである。加えてその日に体調不良を訴えた方や、職員から相談したいことがある入所者などがリストに加えられる。医師と付き添いの職員で施設内を回り、リストアップされた入所者を部屋・食堂などで診ていく。

　いずれにせよ、行うことは大きく分けて「定期診察」「採血結果のチェック」「内服内容調整」の3つに分かれる。

定期診察

▶ 「○○さん。こんにちは。お体の調子どうですか？」

　まずはオープンクエスチョンで尋ねる。当然の会話のようにも思えるが、規定時間内に規定人数を診なければならないというプレッシャー（？）から、「採血結果のチェック」や「内服内容調整」にいきなり飛びがちではあるが、医者に相談したいことがある入所者も多く、入所者との信頼関係を築くためにも、必ずオープンクエスチョンで始めることが重要である。

　ここで自ら話してくれる入所者の場合は問題ないが、多くの場合「変わりない」と応えるため、その場合はその人の健康状態を大まかに把握するため次のクローズドクエスチョンを行う。

▶ 「ごはんは、よく食べられていますか？」

▶ 「夜はよく眠れていますか？」

▶ 「お通じ（うんち）はよく出ていますか？」（大人数の前では省略し職員に排便状況を聞くことも可）

　入所者に起こる健康問題で頻度が高いものが、食欲不振、不眠、便秘である。それらの症状があっても始めのオープンクエスチョンで答えてくれるとは限らないため、それらを確認するためピンポイントでクローズドに

質問することは極めて重要である。

　ここまでが決まった形の問診であり、次に身体所見をとる。

聴診

▶心音・肺音の聴取を主に行う

　心雑音の有無、リズムのチェックを行い、過去のカルテと照らし合わせる。新たに出現した所見であれば問診に戻り、他症状のチェックなどを行い、医療機関受診の判断を行う。この際、過去のカルテを見ても、「そもそも聴診を行っていない」または「行っていても前医が所見を正しくとっていない（例：心雑音があるのに「ない」と記載）」場合もあるため、新規の所見が得られても新規に出現したわけではない場合があり、判断が難しいこともある。だが判断が困難な場合は、医療機関を一度受診し、精密検査を受けるほうが今後のためにもよいと筆者は考える。

触診

▶下肢浮腫の確認を主に行う

　高齢者の場合、心不全・腎不全・低 Alb などが原因で下腿浮腫が出現する場合と、特発性かつ慢性的に下腿浮腫が出現することがある。頻繁に遭遇する症例であり、対処法は、原疾患の治療はさることながら、塩分摂取の制限、Ca 拮抗薬の中止、下肢挙上、弾性包帯・ストッキングの着用など、利尿薬を投与する前にできることを複合的に検討し、対処していく。また原因検索の一つとして、一度は甲状腺ホルモンをみておくことも重要である。

※イレウスを繰り返している方や便秘がある方などは、必要に応じて腹部の聴診・触診などの追加を奨励する。

採血結果のチェック

　個々の入所者で、定期的に注目して見るべき項目がある場合（例：腎不全患者の腎機能・電解質やワーファリン内服患者の PT-INR）は、最優先でチェックする。それ以外のサーベイランスに関しては、以下の項目をチェックするとよい。

Alb（TP）

▶栄養状態の把握。低下が見られる場合は摂食状態を確認し対策を考える

　肝硬変など肝臓の異常で減っている場合や、何らかの慢性炎症が起きて消耗性に低下している場合を除外できたら、多くの場合食事摂取量の低下が原因である。

　栄養補助食品の使用や食事制限の解除（不必要に食事制限されている場合があるため）を検討することが、現実的にできる対処法である。また、プレアルブミンを測定し、比較的短期間の（ここ数日の）蛋白合成能や栄養状態を把握することも一つである。

AST、ALT（ALP、LDH、γ-GTP）

▶慢性肝炎など慢性肝障害がある方では、特に重要。また、新規処方薬剤などがある場合は薬剤性肝障害のチェックが必要である

　B型肝炎やC型肝炎のキャリアの方も多いため、定期的に数値をみることは重要となる。また新規処方薬剤で肝酵素上昇がみられた場合は、基本的にはその薬剤を中止する必要があり、薬剤性肝障害であれば薬剤中止後は改善する。

クレアチニン、尿素窒素、eGFR

▶腎障害は比較的多くの高齢者でみられるが、高血圧、糖尿病、高脂血症、高尿酸血症、貧血など、さまざまな要因が腎機能悪化の引き金となるため、透析が必要という状態にいかに至らせないかが最も重要である

　また腎障害の進行やAKIからの回復により薬剤の用量調整が必要となる場合もあるため、eGFRをみながら全内服薬の用量調整の見直しを定期的に行うべきである。

電解質 Na、K、Cl（Mg、Ca、P）

▶Na、K値は飲水や食事量また薬剤と関連することが多い。腎機能低下がある場合はCa、Mg、Pの値も重要である

　高齢者の場合、定期採血で低Na血症が発見されることも多い。心不全など、明らかな原因がある場合を除いて、頻度としてはSIADHの病態が関連している場合が多い。そのため飲水制限がとても重要である。必要に

応じて NaCl の経口摂取を加える場合もある（心不全が原因の場合は逆！塩分制限が治療の一つ）。

　定期採血で発見される K の異常値としては、薬剤性による低 K 血症が最も多い。特に漢方（甘草を含むもの。多いのは抑肝散！）による偽アルドステロン血症が多いため、原因薬剤の中止と K 製剤の短期間経口摂取（グルコン酸カリウム 36 mEq/ 日 3 日分など）で対処する。

　高齢者では慢性便秘であることが多く、酸化 Mg が処方されている方は非常に多い。だが高齢者は、同時に腎機能低下がある場合も多いため、定期的な Mg のモニタリングは必要である。

LDL コレステロール，中性脂肪，HDL コレステロール

▶ 基本的には LDL<120 にコントロールするのが望ましいが、リスクや個人の状況など総合的に判断する（詳細は［18 一般内科外来］を参照）

　施設入所中の高齢者のなかには、新規薬剤を始めることに難色を示す方も多い。また、すでに polypharmacy となっており、できるだけこれ以上増やしたくないことも多い。その場合は、リスクに応じて総合的に判断する（高リスクなら、やむをえず処方。低リスクなら、一旦保留など）。

HbA1c、血糖値

▶ 厳格すぎる不要な血糖コントロールを避けることで、低血糖に陥るリスクを下げ、また内服薬の数を減らすことにつながる

　糖尿病がある場合、施設に入所するまで HbA1c や血糖値が完全放置されており、重度の糖尿病がこの段階で発見されることは極めてまれである。基本的には施設入所に至るまでに健診や病院での採血ですでに発見されており、何らかの対処がされているはずである。逆に遭遇する多いケースとしては、入所前とは明らかに食事内容や量が変化しているにもかかわらず過去に経口血糖降下薬が数種類処方されており、その後何年にもわたって不要な血糖コントロールがされている場合である。

　［18 一般内科外来］で説明するように、個別の HbA1c 目標を考えた場合、高齢者ではあまり厳格な血糖コントロールを必要としない。また、目標を引き下げることで不要な食事制限を解除し、食事を楽しむことにもつ

ながる。

尿酸

▶ **特に腎機能低下患者では重要**

尿酸値はフェブキソスタット（フェブリク®）やアロプリノールを内服することで基本的には低下するため、高値の場合は特に腎機能低下患者の場合は積極的に処方することが望ましい（詳細は［18 一般内科外来］を参照）。

貧血

▶ **鉄欠乏性貧血や葉酸、ビタミン B_{12} 欠乏性貧血など、治せる貧血を発見することが大事**

「老人性貧血」といって原因不明のこともあるが、なかには鉄欠乏、葉酸欠乏、ビタミン B_{12} 欠乏など、簡単な薬剤投与で改善が見込めるものもあるため、それらをいち早く発見し対処することが重要といえる。

そのため、貧血を発見した場合は、鉄、フェリチン、葉酸、ビタミン B_{12}、網赤血球、（便潜血）を次回の採血項目に追加するとよい。また可能であれば目視による形態異常含め分画なども確認する。

胃カメラや大腸カメラは、病院受診しなければならない上に、処置に耐えうるかという問題が生じてくる。また、大腸カメラであれば前処置もしなければならないため、高齢者にとってはハードルが高い。たとえ悪性腫瘍がみつかった場合でも、手術や化学療法など積極的な治療に移行できる可能性も下がる。そのため現実的には行わないことが多いが、黒色便・血便が続いているなどの症状があれば患者家族と相談の上、方針を決める。

内服内容調整

「定期診察」「採血結果のチェック」で得られた所見、結果を基に総合的に判断し、内服内容を調整する。ここで忘れてはいけないのが、新規薬剤を追加することより不要な薬剤を中止することの重要性。個人的には、出現した症状や病態に対し新規薬剤を処方することより、すでに内服している薬剤が本当に重要なのか再度考え、中止を検討していくほうがはるか

に労力を使う。だが、特に施設の入所者の場合、今まで複数の医療機関から処方を受け、今後、内服中止に関しての指示が特にないまま現在に至るケースが多い。「くすりはリスク」と言われるように、どんな種類の薬剤にも副作用がつき物であるため、数は少なければ少ないほどよい。自分が処方される立場になればわかるような気もするが、処方する立場になると意外と忘れがちになってしまうものである。個人の側からも医療費の点からも、内服薬は少ないに越したことはない。

さらに内服するタイミングも重要である。当然、内服する回数が少なければ少ないほど個人の負担は軽くなるため、朝食後に統一できるのであればそうしたほうがよいだろうし、その点からは食前薬はできるなら避けたほうがよいと個人的には思う。また、漢方など粉末状の薬剤は内服するのにある程度の水を必要とするため、飲水制限をかけている患者などへの処方は可能な限り避けるなどの配慮も非常に重要である。

まとめポイント

　「施設入所者」は何らかの基礎疾患を有している方がほとんどであるが、「患者」とは同義ではないため、安易な気持ちで処方薬を増やさないことが大事である。また、処方する目的が長期的予後を改善することであれば、本当にその時点で新規処方をする必要があるのかを一度立ち止まって考えたい。たとえ診察する人数が多くても、「何が最もその人のためになるのか」の気持ちを忘れずに、一人ひとりと向き合うことが大切である。

やっていませんか？ "出しっぱなし処方"

 処方薬の終了基準があいまいになっていないか？

　患者が何かの症状を訴えている際に処方をするというのは、医師であれば誰もが行っていることである。では、始めた処方を、いつまでにこうだったら中止する、という終了基準や期間を見据えて全ての新規処方を行っている医師はどれほどいるだろうか。

　肺炎に対する抗菌薬、発熱に対する解熱鎮痛薬、低 K 血症に対する K 製剤など、明らかに一時的なものに対する処方に関しては、ほとんどの医師が終了基準を設けているはずである。しかし、胃腸障害に対する PPI、貧血に対する鉄剤・VitB 製剤・葉酸・亜鉛製剤、慢性疼痛に対して処方している NSAIDs など、少なくとも 1 週間以上内服をするものに対しては、終了基準があいまいになってはいないだろうか。

　特に急性期病院からかかりつけに代わったときや、診療がほかの医師に代わったときなど、担当が処方開始した医師ではなくなった際に、処方が宙ぶらりんな状態になってしまうことが往々にしてある。そして時間が経過すればするほど、誰が、何のために、何を基準に始めたのかわからない処方が増えていく。おそらく誰もが一度はこういった状態の患者を診たことがあると思う。

　特に高齢者の場合は、医療にさらされてきた期間が長い分、多くの医師がこれまでに関わり、さまざまな処方をし、より複雑な処方内容になっていることが多い。そしてさらに厄介なことに、その薬剤を中止してよいのかの根拠や情報に欠けていたり、逆に患者も薬剤の変更しくは減量に否定的だったりする場合がある。そして長年内服してきた薬剤を中止したことで調子が悪くなろうものなら、患者との信頼関係も失われてしまう。そのため、そこまでのリスクを冒すくらいならと Do 処方にしてしまう。この

ような負のスパイラルを実臨床でよくみかける。

処方する際に心にとめたいこと

　しかし、「薬はリスク」と言われるように、全ての薬は副作用がつきものである。副作用なんてまったくなさそうなビタミン剤でさえ、悪心などの副作用がある。そのため、不要な薬はできるだけ処方しないほうがよい。

　このように自身が新規処方を行う際は、常に終了基準を設けられるものなのかを想定し、ほかの人にもわかるように記載した上で処方するようにしたい。そして、不要と思われる"出しっぱなし処方"をみた際は、見て見ぬ振りをせず、患者とよく相談した上で（なぜやめたほうがよいのか、やめたら出てくる可能性のあるデメリット、そもそもやめてみることに同意かなど）中止してみることを検討することが、目の前の患者と真摯に向き合うことの一つである。

17 訪問診療（在宅）

INTRODUCTION

 概要

　訪問診療では、個々の在宅へ出向く場合と、グループホーム・特養などの施設に出向いて入所者（多くの場合 20～30 人程度）の定期診察・採血結果のチェック・内服調整などを行う場合がある。ここでは、前者の「在宅での訪問診療」にフォーカスをあてる。

　一般的に、在宅患者のほうが施設患者よりも対応が難しい。自宅での接遇、家族の気持ちへの配慮、また治療、管理についても家族、他職種（ヘルパー、訪問看護など）の援助が必要になるためである。

 勤務内容

　たいていは看護師または PA（Physician Assistant）と同行することが多く、一日中の勤務であれば約 8～10 件ほどの診察を行うことが多い。単回の勤務であれば、初診や担当者会議、退院カンファレンスなどを任されることは少なく、定期の訪問、緊急往診がメインとなる。

 給料面

　平均して、時給は約 1 万円がベースである。あとはオンコー

143

ル待機料、緊急往診については、時間帯によって給与が違うことが多い。緊急で呼ばれた場合は、日中の8〜22時であれば8000円、それ以降の場合は1万5千円程度とすることが多い。また、呼び出しがなかったとしても、24時間のオンコール待機料のみで6万程度となる。

 ## 勤務時間

午前、午後の日中であることが多いが、医院によっては時短勤務可能なところも見受けられる。また夜間、休日のオンコール待機などの勤務体系もある。

PRACTICE

定期訪問

「定期訪問」とは、あらかじめ前日までに訪問が決まっていた患者の診察に行く訪問のことを言う。予定訪問であっても、当日決まったものであれば「緊急往診」となる。状態が安定している方であれば、月1〜2回の訪問が主である。概要でも述べたが、在宅への訪問では接遇や身だしなみが大切になってくる。訪問したら靴をきちんと並べる、始めに挨拶を行う、身だしなみを整える（整髪、裸足で行かない、口臭エチケットなど）ことなどが、基本的なことではあるが大切であり、あとでクレームが入ることも少なくない。医療以外の社会人としての基本的な作法がよりいっそう大切になってくるのが、訪問診療の特徴ともいえる。

診察に関して、主には施設の場合と大きく変わりはないが、患者さん本人が自己にて症状の訴えができないことも少なくない。その場合には、ご家族にお聞きすることになるが、やはり医療従事者ではないため必要ない情報も詳細に話し始めてしまうこともある。しかし可能な限り話はお聞き

し、制止することないように注意したい。また他人が家に来るということは、人によってはストレスであり、緊張してしまう方もいる。ましてや初対面では余計に警戒してしまうことも無理はない。そのため、ご家族への言葉かけも大切になってくる。日頃のご家族の介護あっての在宅生活であるので、ご家族への労いの言葉をかけると、警戒心を和らげ、ストレスを軽減することが可能である（例：「いつも介護ありがとうございます」「休めておりますか？」「眠れていますか？」「息抜きをしてくださいね」など）。

　基本的には、このように問診を行った後、身体診察→処置（採血、デバイスの交換など）→処方箋の発行の流れとなる。身体診察は［16 訪問診療（グループホーム、特養など）］と同様であるため、そちらを参考にしていただきたい。

処置

　処置は、採血、気管カニューレの交換、胃瘻の交換、NG チューブの交換など、さまざまであるが、単回のバイトで行った場合は医師が処置を行うことはほぼないだろう。採血は多くの場合、付き添いの看護師が行う。ほかのデバイスの交換は、常勤医が行うのが通常である。気管カニューレが抜けてしまったときは、緊急で再挿入を行う必要があるが、患者家族により再挿入を行えるようあらかじめ手順を教えている場合も多く、バイト医が行う場合は非常に限られている。しかし念のためインターネットの動画などで手順を確認しておくことをおススメする。胃瘻の交換は、緊急で行うことはないため、基本的には予定された日に常勤医が行う。NG チューブの交換は、抜去してしまった場合は再挿入が望ましいが、緊急で必要となることは少ない。また、ポータブル X 線装置を持ち合わせている場合は X 線で位置確認が行えるが、そのような所はあまりなく、胃泡音で正常に胃内に入ったかを確認することで固定することが多い。

処方

　処方は、モバイルプリンターを持参し、その場で処方箋を発行する。後日、ご家族にその処方箋を持って薬局に行っていただき薬を受け取っても

らうか、独居の場合などは後日、薬剤師が薬を持参し、発行した処方箋と引き換えに薬を患者に渡す。そのため、処方箋発行から実際に薬を受け取るまではタイムラグがあるため、約2週間分程度は余裕をもって処方しておくことが多い。

緊急往診

「緊急往診」は、当日になり状態変化があり訪問することである。ご家族からの電話で緊急往診が発生することが多く緊急性に乏しいコールもあるが、電話がかかってきた場合、筆者はなるべく訪問するよう心がけている。遠慮がちな高齢者も多く、そのような方がわざわざ電話をかけてくる場合は、不安が強いことが多い。電話では「来なくてもいい」と言ったとしても、後から「電話したけど来なかった」と言われてしまうこともあり、また正確に状態を伝えられていない場合があるので、患者の意思を確定・言語化するためにも、はっきりと「もしよければ、訪問して診察させてください」と尋ね、「来なくてもよい」と言われた状態で電話を切りたい。

また元々、通院できない患者さんであるため、後手に回ると一気に状態が悪くなることもある。そのため、オーバートリアージで対応を行うことが大切である。また1回のコールだけで判断せず、フォローにも力を入れるとなおよい。

診断は常に一点で検討するのみでなく、時間的経過も考えながら検討する必要がある。最初は小さな異変でも、その後、徐々に大きな問題に発展することもある。判断に迷うことがあれば、「1時間後にもう一度連絡する」「翌日に電話でフォローする」ということが必要になってくると思われる。また、こちらからフォローの連絡を入れることは信頼につながる。

誤嚥性肺炎や尿路感染症などの細菌感染症を疑うような発熱があった場合、通常であれば各種培養を提出して抗菌薬治療を行い、培養結果に応じてde-escalationをするというのが妥当な治療戦略ではあるが、在宅医療を選択されている患者の場合は、重症でなければ各種培養検査を提出せずにそのまま抗菌薬治療を在宅で行うことが多い。実際、アモキシシリン水

和物・クラブラン酸カリウム（オーグメンチン®）、アモキシシリン（サワシリン®）、レボフロキサシン、セフトリアキソン（点滴）などは訪問へ行く際に持参している団体が多いため、そのような疾患を疑う場合は、その日から抗菌薬治療を開始する。また、点滴治療は、翌日から訪問看護が入れば毎日行うことができるため、1日1回投与が可能であるセフトリアキソンの使用が最も効率がよく、現実的である。重症であっても最期まで在宅で生活することを望まれている患者もいるため、むやみやたらに急性期病院へ搬送するのではなく、患者、患者家族の意向をしっかりと確認した上で、それでも必要な場合には紹介を検討するほうが望ましい。

　また、在宅でIPPVやNPPVなどの人工呼吸器を使用している患者もいるため、人工呼吸器の設定変更が必要になる場合もある。しかし頻回にチェックできるわけではないため、酸素化が下がっている場合はIPPVであればFiO_2を上げることやPS（プレッシャーサポート）を漸増し、酸素化改善を試みる。NPPVであれば、FiO_2やIPAPを漸増することを考える。

まとめポイント

　在宅医療を選択されている時点で重症の基礎疾患を抱えている方がほとんどであり、慎重な対応が必要となる。しかし、なぜ在宅医療を選択されているかに立ち返ったとき、必ずしも病院へ搬送することだけが正義ではなくなることに気がつく。そのため、特に在宅患者の訪問診療は、医療的な対応はもちろん、本人、家族への配慮と接遇が重要になってくる。

5章

外来

18 一般内科外来

概要

　一般内科外来のバイトは、広く募集されている案件の一つである。クリニックや小規模の病院へ行き、常勤医師が不在の日に代診するという場合が多い。診察する人数はピンからキリまでであるが、午前中もしくは午後の1枠で10～20人程度が平均である。

　特にクリニックの場合は、特に検査はなく、処方薬だけをもらいに受診するというパターンも多いため、一般的には"Do処方"で行うことが多い。しかしDo処方するということは、処方を出している期間、つまり少なくとも次の受診までは自分が責任をもって健康観察を行っているという意味であり、不要な薬剤や変更すべき薬剤、新規で始めるべき薬剤は常に吟味し、責任をもって診察に臨むべきである。

　また案件によっては連日で募集しているところもあり、単発より連日で申し込むと事務からは好まれる傾向にある。

※また本章はこの本の要となっており筆者の熱い思いを全てぶつけた章であるため、ぜひ広く活用いただきたい。

勤務内容

クリニックや小規模病院の診察室を一部屋与えられ、そこで問

150

診、診察、処方の入力、次回の予約（予約制の場合）を行うこととなる。通常の場合、常勤の看護師や医療事務が付き添ってくれるため、わからないことがあれば慣れているその方たちに質問すればすぐに教えていただける。カルテの使い方や処方の仕方などは実際に行い、聞きながら徐々に慣れていくこととなる。

 ## 給料面

多くの場合、時給1万円程度。地域、曜日、時間（午前より午後のほうがやや高い傾向にある）によってはバラつきがある。

 ## 勤務時間

午前（8〜12時または9時〜13時など）や午後（13〜17時や14〜18時）の大体4時間程度を1コマとし、午前か午後どちらかを担当することが多い。1日通しての勤務の場合もあるが、基本的には昼食休憩を挟まず、午前か午後どちらかが多い。

外来の最終受付時間の段階で患者が来ていなければ、予定していたよりも早い時間に勤務を終え帰宅できる場合もあるが、患者が来ていなくても規定された時間までは診察室にいなければならないこともあるので、これはその医療機関による。

PRACTICE

診察の流れ

患者情報の事前確認

まず、患者が来たらいきなり呼び込むのではなく、「どのような疾患を患っているか」「何の処方をしているか」を確認する。プロブレムが少ない場合は把握も簡単だが、通院歴が長く経過も複雑だったり、医師の記録

が省略されて書かれていたり、現病歴や既往歴だけでも把握するのに時間がかかる場合も、実際往々にして存在する。特に紙カルテの医療機関となると、その傾向は顕著に表れる。その場合は、まず処方薬をみるとよい。処方薬から何の疾患を有しているかが推測できるからである。

患者の呼び込み

まず、患者を呼び込む。直接マイクで呼び込むか、補助してくれる人に「○○さん診察します」と告げれば呼び込んでいただける。

患者が入室したら、そこまで待たせていなくても「お待たせいたしました」「お待たせして申し訳ございません」と一言言うことが個人的には大事だと思う。

診察

そして、患者が目の前に着席したら、「本日担当させていただきます、内科の◇◇と申します」と挨拶をして、ここから医療診察がスタートする。一通りの問診、身体診察を行い、その日に行った検査や、前回帰宅時に行った検査の結果が出ていれば、それについて説明する。クリニックや小規模病院の場合、検査を行っても外注であったり時間が結構かかったりする場合があるため、その日は検査を行い、次回受診時に説明するということがよくある。

処方

続いて、処方を行う。長年通っている患者だと、処方に関してもこだわりがあったりする場合がある。特に睡眠薬などは自己調節していることが多いため、医師としての意見と患者の希望をすり合わせた上で処方を行う。

そして、最後にお決まりの「お大事にしてください」を言い、診察終了となる。

一般外来で役立つ1冊

また、特に一般外来を行う際に持っていくべき、筆者のオススメ本は『今日の治療薬』（南江堂）である。薬剤の用法用量をすぐにインターネットで検索できない場合（通信環境がよくない場合や紙カルテの医療機関など）も、往々にして存在する。すぐに用法用量や禁忌を調べるには最も使

いやすいと個人的には考えるため、一般内科外来で診療を行う場合はぜひ
購入しておくことを薦める。

＊　＊　＊

　以下、一般内科外来で診る疾患のうち、「頻度の高いもの」と「それぞ
れ気を付けるべきポイント」や「実際の診療／治療の手順」などを記載し
ていく。あくまでここで記載しているのは、即戦力となる知識のみをピッ
クアップして実際に筆者がどのように診療を行っているかの一例である。
そのため、詳細な医学的情報に関しては、それぞれのガイドラインや文献
を各自お調べいただきたい。

高血圧

血圧目標

　おそらく遭遇する頻度の最も高い疾患である。2019 年に発表された『高
血圧治療ガイドライン 2019』[1] に準じて、血圧目標を設定する。

▶ **通常（特殊な場合を除く）**

診察室血圧 130/80mmHg 未満目標（家庭血圧 125/75mmHg 未満目標）

▶ **特殊な場合**

※特殊な場合とは、降圧に対して脆弱な群の場合を指す。具体的には、75
　歳以上の高齢者、両側頚動脈狭窄、脳主幹動脈狭窄有りまたは未評価の
　もの、蛋白尿陰性の慢性腎不全（CKD）患者の場合であり、そのとき
　は以下を目標値にする。

診察室血圧 140/90mmHg 未満目標（家庭血圧 135/85mmHg 未満目標）

＊　＊　＊

　介入手順としては、①家庭血圧測定の依頼、生活指導をしてから、②薬
物療法、の順番である。いきなり薬物療法を開始することは、緊急の場合
や高リスクな高血圧を除き、避けたほうがよい。なぜならこの先、長期間
にわたって副作用も持ち合わせている薬を内服していくのは、医師ではな
く患者本人だからである。降圧治療は、「生活習慣で改善することが一番
であり、それでだけだと現実的には難しいのであれば薬物の補助を借りる」

という考え方で行うべきである。

高血圧への介入① 家庭血圧測定の依頼、生活指導

家庭血圧測定の依頼

　前述の血圧目標を設定し、まずは家庭血圧の測定および血圧手帳への記入を依頼する。白衣高血圧や仮面高血圧があるため、病院受診の単回の血圧より、毎日の定常状態の血圧測定が大事であることを説明する。

　筆者はまず、「今までやっていなかったことをやり始めるのは非常に大変なことだとは思いますが、血圧は病院での1回の血圧が重要なのではなく、家での普段の血圧がどれくらいであるかが非常に重要です。血圧を毎日測定することをぜひルーティンにしてください。おすすめは歯磨きと連動させることです。歯磨きをやったら、もしくはやる前に血圧を測るくせをつけてください。そして測ったら記録して次回受診する際にぜひみせてください」と説明し、家庭血圧の測定を依頼する。

　また、すでに降圧薬を何種類か飲んでいるものの、自宅で血圧測定をしていない方の場合も、「せっかく飲んでいただいているお薬を最大限に効果的なものにするためには、自宅でのいつもの血圧が非常に重要です。ぜひ測定していただいて、その記載していただいた値を基に、最適なお薬を選ばせてください」と説明する。

生活指導

　そして、併せて生活指導も行う。一番はもちろん塩分制限（6g/日未満）である。それから禁煙、節酒、体重を落とすことや、適度な運動なども効果的であることを説明する。

　しかし、何でもかんでもダメダメと言っても、それは"言うは易く行うは難し"の状態である（コラム「生活指導は"言うは易く行うは難し"」参照）。全ての嗜好を排除した生活を実践できている人は、医師自身を含めほぼ皆無である。

　全てを並列に説明するのではなく、強弱をつけて説明する。例えば、禁煙と塩分制限を考えたとき、もちろん動脈硬化も含めて考えるならどちらも同様に重要ではあるが、血圧単体で診た場合には塩分制限に軍配が上が

る。そのため、この場合は塩分制限をより一層努力することが血圧を改善させることにつながると強調し、説明を行う。

高血圧への介入② 薬物療法

薬物療法開始の基準と伝え方

　上記の生活改善を1〜3ヵ月続けても家庭測定血圧が目標血圧に入っていない場合や、リスクが高い方には、初めから薬物療法を開始する。ここでの"リスク"とは脳心血管系リスクのことであり、具体的には、65歳以上、男性、脂質異常症、喫煙、脳心血管病既往、非弁膜症性心房細動、糖尿病、蛋白尿のあるCKDなどである。

　そしてさらに薬物療法を始める際に注意しておきたいこととしては、患者説明の際に「生活習慣を改善していただき、血圧も順調に下がってはきましたが、まだあと一歩目標値を達成できていない状況です。生活習慣は引き続き気をつけていただくことを前提としてお薬の力も借りてみましょう」という風に、生活習慣の改善は継続していただくことが非常に重要であることを説明する。けっして、「降圧薬を飲み始めたから塩分制限はもうしなくてよいのだ」と、患者が勘違いしないように指導することが重要である。

　ここで初めて薬物療法を行うこととなる。選択すべき薬剤に関しては、以下のことに留意しながら決めていく。

薬物療法の実際

　ARB／ACE-I（後述するが、基本はいずれかを選択）、Ca拮抗薬、利尿薬のうちからまず選択し、降圧目標を達成できなければ2剤を併用する（配合剤があれば1剤減らすことできるため、配合剤を選ぶ）。それでも降圧不十分な場合に、3剤＋ミネラルコルチコイド受容体拮抗薬、α遮断薬、β遮断薬を追加していくのが定石である。実際の臨床現場では、ARBとCa拮抗薬が最も使用頻度が高く、サイアザイド系利尿薬は優先順位が下がることが多い。

▶ ARB／ACE-I

　ARBとACE-Iの使い分けは、基本的には降圧をメインに考えるのであ

れば ARB である。しかし副作用である空咳を誤嚥性肺炎予防目的にあえて利用したいときなどは、ACE-I を選択する。基本的には ARB もしくは ACE-I のどちらかであるが、まれに併用する場合もある。しかし、これはまだ広く推奨できるレベルではないため、ここでは省略する。

▶ Ca 拮抗薬

Ca 拮抗薬は、電解質異常もきたし難いため、特に高齢者などには first で選択されることも多いが、当然、薬であるため副作用もある。重要な副作用としては、頻脈と浮腫である。こういった副作用が出現してしまう場合は、変更が望ましい。もしくはコニール®（ベニジピン）など、L 型ブロッカー以外の N 型や T 型ブロッカーの作用もある薬剤を試してみるのも手である。実際、下腿浮腫を診察する場合、安易に利尿薬を投与するのではなく、心不全、肝硬変、ネフローゼ症候群、甲状腺疾患などを除外した上で、まずはカルシウム拮抗薬の中止と塩分制限を指示して改善する症例は非常に多い。

▶ サイアザイド系利尿薬

サイアザイド系利尿薬は、少量（1/4～1/2 錠）で使用することが多い。腎障害がある場合には脱水を招き、さらなる腎障害を惹起することがあるので、多くても 1/2 錠程度に留める。

多剤使用で目標血圧を達成できない場合

また、多剤使用しているにもかかわらず目標血圧を達成できない場合は、再度、生活習慣を見直すことに加えて、二次性高血圧の除外が必要となる。具体的には、腎動脈エコー、採血（free T3/T4、TSH）、安静時採血（ACTH、コルチゾール、レニン、アルドステロン、血中カテコラミン 3 分画、ソマトメジン C、成長ホルモン）、尿検査（尿中メタネフリン）などのスクリーニングを行う。安静時採血は 15～30 分臥位もしくは座位を行った後行う採血である。

ここまでの検査が行えない医療機関であれば、二次性高血圧除外目的で内分泌内科に紹介するのも一つの手である。

脂質異常症 [2)]

脂質異常症の定義

　脂質異常症も、高血圧に次いで診療する機会の非常に多い疾患である。LDL コレステロール、トリグリセリド（TG）、HDL コレステロールの 3 つのうち、どれか一つでも異常である場合に脂質異常症と定義する。

　しかし臨床現場で最も重要視すべき項目としては、圧倒的に LDL コレステロールである。TG は、直前に食事を取っていることなどにより大いに影響を受けてしまうため、後述するような 500 mg/dL 以上の著明な高値などではない限りは、LDL コレステロールのコントロールを優先する。

　まずは、LDL コレステロールが 120 mg/dL 以上であれば脂質異常症とし、生活指導と必要に応じて薬物療法を行い、基本的に 120 mg/dL 以下になることを目標にしていく。生活指導のうち、食事指導に関しては高脂血症の場合、脂肪分の多い食べ物（肉、マヨネーズ）を避け、魚、海藻、大豆など、バランスのよい食事を心掛けることが大切である。運動療法も同様に励行する。

▶脂質異常症治療の基本的な目標値：LDL コレステロール ≦ 120 mg/dL
※後述する低リスクや中リスク、冠動脈疾患既往のある場合は、少しずつ
　目標値が変わる。

＊　＊　＊

　介入手順としては、まず LDL ≧ 120mg/dL であった場合に、以下の手順を辿り、目標設定と実際の治療を選択していく。

脂質異常症への介入① 冠動脈疾患既往の有無を聴取

　すでに以前、心筋梗塞を起こした場合や、狭心症と言われた経緯がある場合には、その時点で即薬物療法（＋もちろん生活指導も）となる。この場合は、すでに心血管イベントを起こしているため、二次予防という概念になる。生活指導はもちろん行い、同時にすぐに薬物療法も開始する（薬物療法の選択については後述する）。

　以下に、冠動脈疾患既往の有無に関連する LDL の目標値をまとめる。

▶ 冠動脈疾患既往がある場合の目標値（二次予防目的）：LDL コレステロール ＜ 100 mg/dL

▶ 急性冠症候群の既往がある場合の目標値：LDL コレステロール ＜ 70 mg/dL

▶ 冠動脈疾患既往がなくとも、LDL コレステロール ＜ 70 mg/dL を目標とする場合

・家族性高コレステロール血症の場合

・糖尿病があり、高リスク病態（非心原性脳梗塞、末梢動脈疾患、慢性腎臓病、メタボリックシンドローム、主要危険因子の重複、喫煙）を合併する場合

脂質異常症への介入② -1 糖尿病、慢性腎臓病（CKD）、アテローム・ラクナ梗塞、閉塞性動脈硬化症（ASO）・バージャー病などの既往を聴取して、"ある"場合

　このうち一つでも当てはまれば、"高リスク"に該当する。この場合は、LDL ≦ 120mg/dL を目標に、まずは生活習慣の改善を行う。高リスクでもいきなり薬物療法を開始するのではなく、まずは生活習慣の改善を図り、LDL が改善されているかをみる。それでも目標値を達成できない場合に、スタチン系の薬を開始する（後述）。

※糖尿病があり、さらに慢性腎臓病（CKD）、アテローム・ラクナ梗塞、閉塞性動脈硬化症（ASO）・バージャー病などの既往や、喫煙がある場合は、前述のように急性冠症候群既往と同じ LDL コレステロール ＜ 70mg/dL を目標にする。

脂質異常症への介入② -2 糖尿病、慢性腎臓病（CKD）、アテローム・ラクナ梗塞、閉塞性動脈硬化症（ASO）・バージャー病などの既往を聴取して、"ない"場合

　(1) 男性、(2) 60歳以上、(3) 喫煙、(4) 高血圧、(5) 低 HDL コレステロール、(6) 耐糖能異常、(7) 早発性冠動脈疾患家族歴の項目のうち、3個以上該当するのであれば"高リスク群"として、上記② -1 と同様、LDL ＜ 120 mg/dL を目指す。2個以下の場合は、中リスクと低リスクに

分けた上で、それぞれ LDL ＜ 140 mg/dL と LDL ＜ 160 mg/dL を目指すことになるが、実臨床的にはこの 2 群を厳格に分類することの意義はあまりないと思われる。むしろ 2 個以下の "高リスク群ではない群" は、後述の例のようにそこまで厳格に LDL 値にこだわる必要のない群と認識するのみでよいと、個人的には思う。

リスク分類と薬物療法開始の判断

ここでもお決まりのように、まずは生活習慣の改善を図り、それでも目標値を達成できない場合に限り、薬物療法を開始する。

このように脂質異常症の治療は、スタチンをすぐに開始することではない。あくまで長期に渡って副作用を持ち合わせている薬を内服していくのは医師ではなく患者本人のためまずは生活習慣の改善を行い、それで改善するのであれば薬物を内服しないに越したことはない。後述するが、スタチン系の薬は副作用が出現することもそれなりに多いため、安易な投薬開始はただ悪影響だけを招くという結果にもなりかねない。

また、薬物を開始することは簡単であっても、中止することはとても難しい（コラム「やっていませんか？ 出しっぱなし処方」参照）。それまで一つの薬も内服していなかった人が、これから一生内服する定期薬が開始になるということは、その負担を強いてまで行うべき程度にメリットがデメリットを上回らなくてはならない。そのため、その人にとって本当に必要な薬かを吟味するという具体的な作業が脂質異常症の場合、上記となる。

例えば、特に既往のない、LDL コレステロール 140mg/dL を健診で指摘された、非喫煙者で閉経後の女性がいたとしよう。数値だけ見た場合、血液検査では高値と表示されるため、短絡的な考えからすぐにスタチン系の薬を開始されてしまうかもしれない。しかしこの方が、暴飲暴食や高脂肪分の食事を好むようになったわけでない場合、女性ホルモン分泌の低下に伴う LDL コレステロールの上昇が、高値の原因として考えられる。それは当然の自然経過であり、特に病的なものではない。このときに根拠を持って「スタチンを開始しなくてもよい」と言うために、前述の分類が必要となる。具体的には、前述の該当リスク因子は、たとえ年齢でカウント

されたとしてもせいぜい1個であり、"高リスク群ではない群"だとわかる。そのため LDL < 140 or 160 mg/dL が目標であり、おおよそ目標値内であることがわかる。もちろん加齢とともに代謝の低下などはあるため、今後上昇する可能性もある。そのため生活習慣の改善は行うべきであるが、薬物療法を少なくともこの段階で行うことは的外れであることがわかる。

脂質異常症への介入③ 薬物療法の選択

生活習慣の改善を図っても目標値が達成できない場合、以下の手順に従って薬を選択していく。

スタチン系の投薬

▶ LDL 目標値との乖離が 30 mg/dL 以下の場合

いわゆるスタンダードスタチンを使用する。メバロチン®（プラバスタチン）。

▶ LDL 目標値との乖離が 30 mg/dL 以上の場合

いわゆるストロングスタチンを使用する。ストロングスタチンは、クレストール®（ロスバスタチン）、リピトール®（アトルバスタチン）、リバロ®（ピタバスタチン）などである。使い分けはおそらく好みでよいレベルであり、筆者は実際の臨床現場での手ごたえからクレストール®やリピトール®を好んで使用している。

※スタチン系は横紋筋融解症が有名な副作用であるが、実際の臨床現場では肝障害を起こすことが多い。印象としては、バクトラミン®（トリメトプリム・スルファメトキサゾール）、リリカ®（プレガバリン）と同じくらい高頻度に肝障害を生じる。肝障害が出現した際はいったん休薬し、肝障害が改善した後ほかの種類のスタチン系を開始してみて、それでも再度、肝障害が出現するようであればスタチン系以外の投薬を考える。

TG を治療対象とすべき場合の薬物療法

基本的には、これまでのように LDL コレステロールに重点を置いて脂質異常症の治療を行う。たとえ TG も高値（500 mg/dL 以上の場合は別）であっても、基本的には LDL コレステロールを治療対象とする。しかし時には TG を治療対象としなければならないこともある。それは以下の2

つの場合である。

① TG ≧ 150～200 mg/dL で、LDL コレステロールは高値でない場合

② TG ≧ 500 mg/dL（LDL コレステロールも高値であったとしても）

　① TG のみ高値の場合、まずは生活習慣の改善を図るが、TG ≧ 200 などの場合はリピディル®（フェノフィブラート）などのフィブラート系製剤の投与を行う。また、② TG があまりにも高く 500 mg/dL オーバーとなってしまうような場合は、たとえ LDL 高値を認めたとしても、高 TG 血症により膵炎を起こしてしまう可能性があるため、いったんスタチン系よりもフィブラート系製剤の投与を優先して行う。

　基本的にはスタチン系とフィブラート系の併用は禁忌とされている。ある人によればスタチン系とフィブラート系をそれぞれ隔日で交互に投与し、LDL コレステロールと TG の両方を管理するという方法もあるようだが、現在のところまだスタンダードな治療方法ではない。基本的には LDL を優先して治療する。

スタチン系を増量しても LDL 目標値に達しない場合に有効な薬

　スタチン系を増量しても LDL 目標値を達成できない場合は、スタチン小腸コレステロールトランスポーター阻害薬のゼチーア®（エゼチミブ）を追加で投与する。もしくは高価ではあるが、特に家族性高コレステロール血症などの場合は、注射製剤のレパーサ®（エボロクマブ）の使用も効果的である。

そのほかの薬

　多価不飽和脂肪酸の EPA 製剤（エパデール®〈イコサペント〉やロトリガ®〈オメガ-3 脂肪酸エチル〉）も、脂質異常症の治療や動脈硬化予防に対して使用される。特に TG を下げる効果に優れるとされている。注意点としては出血傾向になることである。すでに抗血小板薬や抗凝固薬を内服している方の場合は、止まらない鼻出血などを招く危険にもなる。絶対に処方しなければならない薬ではないためその場合は避けたほうがよい。

糖尿病

HbA1c の目標値

　糖尿病の診断基準の一つが HbA1c ≧ 6.5% なのは、言わずもがなである。血糖は直前の血糖による変動が激しいため、過去 1～2ヵ月の血糖の平均値を反映するといわれる HbA1c を指標に目標を設定していく。

　HbA1c の目標値は、年齢とともに推移する。もちろん 65 歳以下の若年者～中年者であれば糖尿病による合併症を予防することが一番であり、基本的には、7.0% 未満もしくは糖尿病と診断されたゆえんの 6.5% を切ることを目指す。しかしこれは、65 歳以下の人に対して、いわば合併症予防をしっかり行う場合の目標値であり、合併症予防よりも低血糖によるリスクが大きいと考えられる高齢者の HbA1c 目標値は一律ではない。

　高齢者の場合、認知機能や ADL に加え、低血糖が危惧される薬剤の使用の有無に沿ってそれぞれ目標値が異なる。まずは認知機能と ADL を併せた健康状態を 3 段階に分け、どこに属すかを考える。

①認知機能に問題はなく、ADL も full
②軽度認知症がある or 食べる・寝る・排泄はできるが、それ以外（買い物など）はできない
③軽症ではない認知症がある or 食べる・寝る・排泄もできない

　次に、インスリン、SU 剤、グリニドなど低血糖を起こすリスクがある薬剤を使用しているかを考える。低血糖起こすリスクがある薬剤を "低" とした場合、HbA1c 目標値は、以下のように分類される。

①－ "低"：7.0% 未満
①＋ "低"：65～75 歳は 6.5～7.5%、75 歳以上は 7.0～8.0%
②－ "低"：7.0% 未満
②＋ "低"：7.0～8.0%

③−"低":8.0% 未満

③＋"低":7.5〜8.5%

　このように"低"がある場合は低血糖リスク回避が合併症予防を上回るため、HbA1c 目標の下限値があることにも要注意である。つまりそれを下回っている場合は"やりすぎ"である。また、これらの目標値をみれば、高齢者の糖尿病治療はそもそもあまり厳格に管理する必要がないこともわかる。

　そのため 80 歳で普段から車いすで生活している患者に HbA1c 6.5% を目指すよう厳格な血糖コントロールを行うことは、そもそもの目標設定が間違っているといえる。低血糖を起こしかねないばかりではなく、厳格な血糖コントロールを行うあまりに好きな食べ物がたべられなくなり、食事摂取量が低下し、低栄養によるデメリットが上回ってしまう可能性すら出てくる。

＊　＊　＊

　介入手順としては、まず HbA1c ≧ 6.5% 以上だった場合に、65 歳以下であれば 7.0% 未満もしくは 6.5% 未満を目標とし、65 歳以上であれば上記に則して目標値を設定し、実際の治療を選択する。もちろん HbA1c ＜ 6.5% であっても、空腹時血糖が高い場合などは耐糖能異常として介入することが望ましい。

糖尿病への介入① 生活習慣の改善

　まずは、これまでの高血圧、脂質異常症同様、生活習慣の改善が肝心である。続いて、それでも目標値を達成できない場合に薬物療法へと進む。生活習慣の改善は、バランスのとれた食事、運動、そのほか不健康な生活習慣の中止（喫煙、飲酒など）である。ひと昔前は糖質の元である炭水化物を減らすことが糖尿病の治療にもつながるとされたこともあったが、過度な炭水化物制限は以下のように逆に体によくないことがわかっている**図1**[4]。そのため、やはりバランスのよい食事を取るだけでなく、運動も積極的に行い、肥満の場合は減量することが重要である。

糖尿病への介入② 薬物療法の選択

基本の投薬

これまで同様、非薬物療法を行っても目標値 HbA1c を達成できない場合は、薬物療法を選択する。心血管リスクを軽減させることに関して効果があることが示されているのは、①ビグアナイド系（メトグルコ®〈メトホルミン〉）、②SGLT2 阻害薬（ジャディアンス®〈エンパグリフロジン〉、スーグラ®〈イプラグリフロジン〉、フォシーガ®〈ダパグリフロジン〉など）、③GLP-1 作動薬（注射製剤ビクトーザ®〈リラグルチド〉、トルリシティ®〈デュラグルチド〉、経口製剤リベルサス®〈セマグルチド〉など）である。そのため特に、若年者で、積極的に合併症リスクを減らしたい場合には、禁忌がない限りは少なくともどれかは使用するべきである。

高齢者の場合

高齢者の場合は、腎機能低下などで使用できない薬剤も増えてくるため、基本的には DPP4 阻害薬（トラゼンタ®〈リナグリプチン〉、ジャヌビア®〈シタグリプチン〉、テネリア®〈テネリグリプチン〉など）が安全であり、

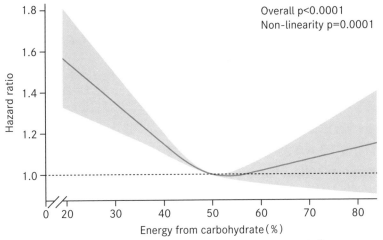

図1 摂取エネルギーにおける炭水化物の割合とハザード比の関連[4]

摂取エネルギーの 50〜55％を炭水化物にすると、死亡リスクが最も低くなる。

まず初めに選択されることが多い。続いて α グルコシダーゼ阻害薬（ベイスン®〈ボグリボース〉など）などを選択する。

腎機能障害がある場合

腎機能障害がある場合は、高度であればインスリンの導入が必要になってくる。それまでは DPP4 阻害薬、α グルコシダーゼ阻害薬、グリニド（シュアポスト®〈レパグリニド〉など）を使用する。

さまざまな薬剤の特徴と活用

SU 剤（アマリール®〈グリメピリド〉など）は低血糖を起こすリスクが高いことなどから近年では使用頻度が下がっている。もし使用する場合は、半錠だけ使用するなど最少用量での使用が望ましい。

チアゾリジン系（アクトス®〈ピオグリタゾン〉など）も浮腫などの副作用がみられるため、近年の使用頻度は低くなっている。しかし脂肪肝などが併存している場合は、使用されることもある。

また近年では配合錠も続々と出てきているため、2 剤を 1 剤に変更することは、経済的な面だけでなく、飲む負担も 1 剤分減らすことができる。そのため、患者から同意を得ることができるならば合剤への変更が望ましい。

脂肪肝／アルコール性肝障害 [5)]

脂肪肝／アルコール性肝障害の診断

AST・ALT 上昇をみた場合、最も可能性の高い理由の一つとして脂肪肝／アルコール性肝障害が挙げられる。実際には、それらの疾患以外で上昇している可能性をまずは除外し、脂肪肝であれば腹部エコー検査で肝腎コントラスト、アルコール性肝障害であれば飲酒歴と AST 優位の肝酵素上昇などを手掛かりに診断を行う。また AST、ALT 上昇をみた場合の他疾患除外の方法は後述する。

脂肪肝／アルコール性肝障害の治療目標

脂肪肝／アルコール性肝障害の治療目標は、肝酵素正常化や腹部エコーでの異常所見の消失である。これも例によって生活指導をまず行い、それ

でも効果不十分であれば薬物療法を検討する。

脂肪肝への介入

脂肪肝に対しての介入手順は、まず肥満があるかないかである。

肥満があれば、まずは食事・運動療法による体重減少を目指す。これはどの薬物を使用するよりも効果的であり、かつ脂肪肝以外にとっても効果的であるため、体重減少をまずは目指すことを患者に説明する（体重減少に関してはコラム「生活指導は"言うは易く行うは難し"」参照）。またほかに、高血圧、糖尿病、脂質異常症がある場合は、これまで述べてきた手順でそれぞれに対して介入を行う。

特に肥満でもなく、基礎疾患もなく、明らかな誘因となるようなものがない場合は、ビタミンE（ユベラ®〈トコフェロール〉）やウルソデオキシコール酸の処方を行う。ビタミンEは実際にエビデンスも存在するため効果的であることが実証されてはいるが、過剰投与や投与期間／中止基準を設けない"出しっぱなし処方"は避けるべきである（コラム「やっていませんか？ 出しっぱなし処方」参照）。

アルコール性肝障害への介入

アルコール性肝障害の治療はたった一つ、「アルコールをやめること」である。アルコールは1日エタノール摂取量20g/日以上（日本酒1合以上）になれば体にとって毒となる。逆にそれ以下ではむしろ体によいともいわれている。また女性の場合、許容量はその半分である。いずれにせよ、まずは「アルコール性肝障害の治療が"断酒しかない"こと」を説明するのが大事である。

次いで、本人が辞めたいけどそれでも辞められない場合などに、同意を得ることができれば、レグテクト®（アカンプロサート）などの投与を検討する。従来から用いられてきたものとしてノックビン®（ジスルフィラム）など、飲酒した場合に気分不良などを起こさせ断酒へ誘う、いわゆる嫌酒薬があったが、レグテクト®はそれとは違い、純粋に飲酒欲求を抑制する効果があるといわれているため、使用を検討してもよい薬剤と考えられる。

高尿酸血症 [6]

尿酸（UA）の目標値

　高尿酸（UA）血症は、痛風関節炎を発症する原因となるだけでなく、腎障害の原因ともなりうる。痛風による関節炎など、症状がすでにある場合は、UA ≧ 7.0 mg/dL であれば急性期を過ぎてから UA ≦ 6.0 mg/dL を目指す。関節炎が実際にある場合はなんとなく尿酸を下げたほうがよいのは想像に容易いだろうが、特に症状がない無症候性の場合でも、基本的に高い場合は下げたほうがよい。特に高血圧、虚血性心疾患、糖尿病、腎障害など、合併症がある場合は UA ≦ 8.0 を目指す。また、たとえ合併症がなくても UA ≧ 9.0 では痛風関節炎の発症率が高くなるため、治療介入が望ましい。

高尿酸（UA）血症への介入① 生活指導

　まずは、こちらも生活指導が基本となる。食事療法、飲酒制限、運動療法などが重要である。肥満がある場合は、減量をすることで薬物を使わずに尿酸値が下がることも多いため、今一度減量を指示する。

高尿酸（UA）血症への介入② 薬物療法

　薬物療法としては、フェブリク®（フェブキソスタット）10 mg・1 錠・分 1 からスタートする。目標値を達成できなければ、フェブリク®を 10 mg ずつ増やす。最大 60 mg まで投与可能である。ザイロリック®（アロプリノール）は副作用も多いため、筆者は第一選択とすることは非常に少ない。ただし注意点として、現在、関節炎の真っただ中のときには、このような尿酸低下薬は症状を悪化させる可能性があるため、使わない。そのときは NSAIDs かコルヒチンを投与する。

貧血

貧血の診断と原因検索

　成人男性で Hb < 13 g/dL、成人女性で Hb < 12 g/dL、高齢者で Hb < 11 g/dL が、貧血と定義されている。何が原因で貧血をきたしている

かを考えることが、貧血治療において最も大事なことである。なぜなら貧血の治療は、基本的に“原因除去”だからである。

それでもダメ、もしくは除去できない原因の場合の手段として、輸血を行う。もちろん救急など急性期出血の場合は早期に輸血を行い、血液型判定まで待てないほど緊急な場合は異型輸血（O型赤血球）も行う。

しかし一般内科で遭遇する貧血はそういった類のものは少なくいわゆる慢性的に進行している貧血が多い。そのため Hb 6g/dL など驚くような貧血であっても意外と本人はけろっとしていることもよくある。

まず貧血をみた際に、①何かが不足している場合、②消化管や婦人科臓器から出血している場合、③作れていない場合の3つに大きく分けられる。それぞれ問診、身体診察、データから疑うべき疾患を想定し優先順位をつけて検索を行うのが貧血の精査といえる。

血液検査（鉄、フェリチン、TSAT、VitB$_{12}$、葉酸、亜鉛、銅、EPO、ハプトグロビン、LDH、直接 Coombs 試験など）、胃カメラ、大腸カメラ、腹部エコーや CT 撮像と婦人科診察、骨髄穿刺などが行うべき検査であるが、患者ごとに優先度が変わってくる。また大事なのは“鉄が不足していたから補充しよう”で終わるのではなく、背後にピロリ菌感染や悪性腫瘍が隠れていないかと疑い内視鏡検査まで行うといったように根本的な原因除去を目指すことである。

除去すべき貧血の原因① 何かが不足している場合

鉄、VitB$_{12}$、葉酸欠乏による貧血は有名であるが、亜鉛、銅などの微量元素不足によっても貧血は起こる。

鉄

▶検査値の確認

鉄欠乏の場合、MCV < 80 で疑うとされているが、ほかの病態が合併している場合などでは必ずしも MCV が低下しないこともある。そのため血清鉄、フェリチン、TSAT を計測し、「血清鉄↓ フェリチン↓ TSAT↓」であることを確認できれば、なぜ鉄欠乏をきたしたかの理由はさておき、とりあえず鉄が不足していることはわかる。特にフェリチン

< 100 ng/mL かつ TSAT < 20% などであれば、客観的に鉄欠乏性ということができる。

▶鉄不足の原因検索

次に何が原因で鉄不足になったのかであるが、偏食がないか、ピロリ菌感染していないか、そして②の消化管や婦人科臓器から出血している場合を考えなくてはならない。

偏食の場合は、栄養指導により鉄分を多く含む食品（レバーやホウレンソウ）を摂取することを心掛けてもらう。

ピロリ菌感染は胃カメラを行った上で尿素呼気試験やピロリ菌抗体などをチェックする。尿素呼気試験を行う2週間前には、PPIを内服していれば、いったん中止することを忘れてはならない。

また消化管からの出血として、胃カメラだけでなく大腸カメラも必要である。婦人科疾患としては、過多月経などがあれば優先順位を高くして検索（腹部エコー、婦人科紹介）する必要がある。これらの検索方法は、患者によって優先順位を変えなければならない。当然若い女性であれば婦人科疾患の可能性が高くなるため、体重減少、下血、大腸がんの濃厚な家族歴などがなければ、内視鏡検査より婦人科検査を優先する。

▶鉄不足に対する処方

鉄剤の処方はフェロミア®（クエン酸第一鉄ナトリウム錠）眠前50～100 mg 分1で処方する。内服すると気持ちが悪くなる人は結構多いため、寝てしまう直前のほうが日中より飲みやすい印象があるので、筆者は眠前で処方する。それでも気持ち悪くて内服できない場合は、シロップ製剤のインクレミン®シロップ（溶性ピロリン酸第二鉄）を提案する。

VitB$_{12}$／葉酸

MCV > 120 の大球性貧血になることが多い。また好中球過分葉なども疑うきっかけとなる。原因としては胃全摘、悪性貧血、ベジタリアンが大きなところを占める。

前の2つでは経口内服だけでは改善できない場合も多いため、改善に乏しければシアノコバラミン®筋肉内注射を検討する。

また、悪性貧血の診断として自己抗体を測定することはあまりしない。理由としては、金額が高い割に得られる情報が少ないからである。それよりは胃カメラで悪性貧血による自己免疫性胃炎の所見（胃底部や胃体部の萎縮性胃炎）がないかを調べる方が、はるかに有用である（ほかの器質的疾患も同時に検索できる）と筆者は考える。

　内服の治療薬は、$VitB_{12}$ ではメコバラミン。

亜鉛／銅

　亜鉛や銅の不足に関しては、おそらく測定していない医師も多いだろう。しかし、意外と不足している患者に遭遇することも多い。ポラプレジンクは亜鉛補充剤であるが、同時に銅のキレート剤でもあるため、銅も不足している場合は投与してはいけない。銅も不足している場合は、ココア原末を摂取してもらうのが現状では一番よい解決法となる。

　ポラプレジンクの処方で気をつけたいのが"出しっぱなし処方"である。誰が、いつから、何を目標に処方したのかわからないポラプレジンクを、一生内服させられている患者にしばしば遭遇することがある。

除去すべき貧血の原因② 消化管や婦人科臓器から出血している場合

　胃カメラ（胃・十二指腸潰瘍、胃がんなど）、大腸カメラ（大腸がんなど）、婦人科診察（問診で過多月経がないか、腹部エコーや CT で子宮筋腫などを疑う所見がないか）の 3 本立てで、検索を行う。当然、個々の患者に合わせて検索する優先順位を考え、検査を行う必要がある。

除去すべき貧血の原因③ 作れていない場合

　頻度が高いものとして、まずは腎障害に伴う腎性貧血がある。"腎性貧血"は基本的に除外診断であるため、特に①と②の検索を行っても原因が判明しない場合に EPO 値などを参考にしながら診断する。EPO 値としては、貧血があるのに EPO $<$ 50 mIU/mL と低値であることなどが参考になる。治療に関しては、この後の CKD の項目に譲る。

　芽球が出現しているなど骨髄疾患を疑う場合には骨髄穿刺を行うが、手技に自身がない場合やその後の評価と判断に自身がない場合は、早期に血

液内科へ紹介を行う。

CKD（慢性腎臓病）

CKD の診断

　CKD（慢性腎臓病）は、新たな国民病ともいわれる疾患の一つである。成人の 8 人に 1 人は罹患しているとされ、程度は違えども一般内科外来でもみる機会の多い疾患である。

　実際、クレアチニン上昇、eGFR 低下を発見しても、それが急性の経過ででてきたものなのか、それとも長年の経過でそうなっているのか、1 回の血液検査では判断がつかない。その判断の一つとして、腹部エコーや CT で腎臓の大きさをみる方法がある。正常な腎臓の長径は 90〜120 mm といわれている。そのため長径が 90 mm 以下の場合は "腎萎縮あり" と捉え、CKD であることがわかる。

　CKD と判明すれば、CKD 管理を外来で行うことになる。

AKI（急性腎障害）の可能性の除外

　逆にこれまでは腎機能障害がなかった場合や腎臓の萎縮を伴っていない場合は、急性腎障害（AKI）の可能性がある。その場合は、腎後性、腎前性、腎性の順に鑑別を行い、RPGN を疑うような所見（急速な腎機能障害に加え変形赤血球や赤血球円柱の出現を伴う場合など）やネフローゼ症候群（尿蛋白 /Cre 比＞ 3.5g/gCre、TP ＜ 3.0 g/dL）を疑う所見があった場合は、腎生検などを考慮すべきであるため迅速に腎臓内科に紹介することが望ましい。

CKD の管理

　CKD の管理はどれか一つを管理すればよいものではなく、高血圧、脂質異常症、糖尿病、高尿酸血症、貧血、電解質異常など、非常に多くの病態が関係しており、腎臓特有なものの管理というよりは総合的な管理が必要となる。そのため、ここでもやはり、まずは生活習慣の改善が最も重要であり、食事療法（減塩 6 g/ 日未満、加工食品などリンが多く含まれるものをできるだけ避けるなど）や適度な運動習慣を励行することが、薬物

療法と並んで大事である[7]。また、それぞれの項目に関する管理を、以下に分けて示す。

血圧

　血圧は 130/80 mmHg 未満を目標にコントロールを行う[7]。尿蛋白陰性の場合は 140/90 mmHg 未満を目指す。上で述べたようにまずは生活習慣の改善が大前提であり、並行して家庭血圧測定と血圧手帳に結果記載を行ってもらう。

　それでも目標値を達成できない場合は薬物療法を試みるが、CKD 患者の場合、尿蛋白が陽性（尿蛋白/Cre 比＞ 0.15 g/gCre）であれば、ARB を積極的に投与していく。ACE-I でも問題はないが、血圧が下がらないことが多く、逆に血圧は低くあまり下げたくないが尿蛋白減少させたいときにコバシル®（ペリンドプリル）などを処方することはある。しかし、すでに腎機能が低下している患者では急激に腎機能を低下させてしまう可能性があるため、ARB もしくは ACE-I を開始した後は採血で腎機能低下が大幅に進んでいないか、また高 K 血症をきたしていないかなどを血液検査でチェックする必要がある。また尿蛋白陰性や高齢の場合は無理せず Ca 拮抗薬でも構わないと考える。

脂質異常症

　脂質異常症は、前述したように、CKD である時点で高リスクに分類される。そのため LDL ＜ 120 mg/dL を目指して、生活習慣の改善と薬物療法を行う。

糖尿病

　糖尿病は、前述したように、HbA1c のコントロールを行う。特に最近では糖尿病性腎臓病に患者には SGLT2 阻害薬の腎保護作用が示されている[8]ため、積極的に使用を考慮する。腎機能障害が重篤な場合は、経口血糖降下薬ではなくインスリンによるコントロールが原則となる。

高尿酸血症

　高尿酸血症は、前述したように、フェブリク®（フェブキソスタット）で尿酸値のコントロールを行うことが多い。

貧血

　貧血は、前述したように鑑別を行い、腎性貧血の可能性が高いと判断した場合はHb11〜13 g/dLを目標[9]に、ESA製剤やHIF−PH製剤を使用する。ESA製剤はネスプ®（ダルベポエチン アルファ）かミルセラ®（エポエチン ベータ ペゴル）を使用することが多い。ネスプ®であれば30μgを初回投与量とし、2週間毎に30μg皮下注射を行う。貧血が改善されていると判断できればその2倍量の60（〜180）μg皮下注射を4週間に1回行う。ミルセラ®は25μgを初回投与量とし、2週間毎に25μg皮下注射を行う。維持量は25〜250μgとして4週間に1回投与をその後行う。添付文書上は、投与開始の段階では2週間ごとの投与を必要としているが、実際の臨床現場ではネスプ®は30μgから、ミルセラ®は25μgから開始し、それ以降は約1ヵ月ごとに投与を行う。Hb 11 g/dL以下であれば用量を一段階増量し（ネスプ®であれば30→60→90→120μg、ミルセラ®であれば25→50→75→100→150μg）、Hb 13 g/dLを超えていればその逆に一段階減量を行い、1ヵ月の外来ごとに投与する。

　注射薬ではなく経口薬のHIF-PH製剤のエベレンゾ®（ロキサデュスタット）やダーブロック®（ダプロデュスタット）も最近、非常に注目を集めている腎性貧血治療薬である。従来のESA製剤とは違い経口であるという点に加え、鉄の利用効率を上げるといわれている。そのため慢性炎症を起こしているような患者（足壊疽を伴うDM患者など）にも、よい適応とされている。エベレンゾ®は週3回内服であり、どちらかというと透析患者用である。ダーブロック®は毎日内服であるため、保存期CKDにも適していると個人的には思う。HIF-PH製剤使用上の注意点として、使用開始後かなりの頻度で鉄不足が生じるため、定期的にTSAT、フェリチンを計測し、TSAT ≧ 20%、フェリチン≧ 100 ng/mLを保てていなければ鉄剤投与を開始する。

高K血症

　CKD患者の電解質異常といえば、まずはやはり高K血症である。食事指導（野菜を食べるときは水湯でした後ゆで汁は捨てるなど）で改善を目

指し、それでもコントロールできない場合はケイキサレート®（ポリスチレンスルホン酸カルシウム）やポリスチレンスルホン酸Ca経口ゼリー「三和」（旧製品名・アーガメイト®ゼリー）を処方する。この二つの違いは"粉"か"ゼリー"か。また、経口ゼリー「三和」はそれ専用のフレーバーがあるため一緒に処方するとなおよい。また高価ではあるものの、ロケルマ®（ジルコニウムシクロケイ酸）がK低下作用としては優れているとされる。

CKD-MBD[10]

CKD-MBDに関しては、保存期CKDではCKDG3以降の介入が望ましいとされているが、実際の臨床現場ではエビデンスレベルの低さと金銭的な面（P吸着薬はどれも高価）から薬物療法としては、intact PTHを下げる、もしくは骨粗鬆症対策としてVitD製剤（アルファカルシドールなど）を処方する程度に留めることが多い。その場合も、高Ca血症にならないように注意することが非常に大事である（隔日処方にするなど、用量を減らす）。

高Mg血症

酸化Mgを3錠 分3などで定期内服している場合は、高Mg血症にならないか注意が必要である。酸化Mgは安価なため非常に便利ではあるが、定期的に採血でMgを測定してモニタリングするべきである。金銭的に許されるならば、アミティーザ®（ルビプロストン）への変更を検討する。

高P血症

蛋白質制限はeGFR < 30 mL/minの患者では高P血症予防としても効果的といわれているため、食事指導を介入させることは重要である[11]。

胃腸障害 [12]

胃腸障害の診断

逆流性食道炎、機能性ディスペプシア、胃十二指腸潰瘍などをはじめとした、多くの消化器疾患で胃腸障害は出現する。それぞれを詳細な問診で分類し、悪性腫瘍などが隠れていないか疑う場合は内視鏡検査を施行する。

しかし実際の臨床現場では内視鏡検査までは行わずに、まずは投薬をして様子をみることが多い疾患群の一つである。

胃腸障害への介入① 薬物療法

軽症では H_2 ブロッカー（ファモチジン®など）、それ以外では PPI（ランソプラゾールなど）の薬物投与を行う。ここでも気をつけたいのが PPI の"出しっぱなし処方"である。ひと昔前は"とりあえずの PPI"といわれたように、PPI が乱用されてきた。しかし肝障害をきたしたり、近年では 2 型糖尿病のリスクを上げたりするなどのデメリットも目立つようになってきた[13]。そのため、やはり本当に必要な薬かどうかを吟味し、投与開始したとしても 2〜3ヵ月をめどに、いったん中止できるかどうかを検討すべきである。

しかし逆に PPI が投与されるべきなのに投与されていないケースもある。特に高齢者で変形性膝関節症などの整形疾患を患っており、NSAIDs を複数かつ定期で処方されているにもかかわらず PPI を内服していないケースにしばしば遭遇する。この場合はランソプラゾール 15mg などを投与すべきである。

胃腸障害への介入② 精神的な要因の把握と心療内科の紹介

また機能性ディスペプシアではストレスが関与していることも少なくないため、「最近精神的に負担がかかったり、ストレスを抱えたり、何かそのようなことで思い当たる節はありませんか？」と問診し、もしあれば「話していただいて、ありがとうございます。そういった情報も症状改善につながる大きなヒントになる可能性があるので、とても助かります」と empathy の精神で対応することも非常に重要である。

身体的な面よりもより精神的なものによる影響が大きく、かつ軽症ではないと考えた場合は、「一度そういったことに関して、プロの心療内科の先生に話していただくというのはいかがでしょうか。内科のドクターではわからないことでも、プロの心療内科のドクターならよりよい解決策をみつけてくれる場合もあります」と言って、心療内科を紹介することも検討する。

便秘

　慢性便秘も、内科外来で比較的遭遇する頻度の高い疾患である。また、高齢者がセンノシド®（センノシドA・Bカルシウム）を毎日複数錠、定期内服していたり、コンビニ感覚で医療機関を受診して浣腸をすぐに行ったりするのは、習慣化してしまうデメリットを考えて避けるべき事態である。

便秘への介入① 生活指導

　これも今までと同様にまずは生活習慣の見直しが重要である。野菜や大豆など食物繊維が含まれている食事が少ないのではないか、水分をあまりとっていないのではないか、運動習慣がほとんどないのが原因ではないかなどである。耳にタコができる状態かもしれないが、やはり生活習慣の改善は薬物療法よりもはるかに価値が高い。

便秘への介入② 薬物療法

　次にどんなタイプの便秘なのかを考え、生活習慣の見直しだけでは改善が見込めない場合は、それに対応する薬物治療を行う。

　便秘はざっくり分けると（正しい分類ではないが）、便が硬いことによる便秘と腸の蠕動運動が低下していることによる便秘に分けられる。

便が硬いことによる便秘の場合

　便が硬いことによる便秘の場合は、酸化Mgやアミティーザ®、リンゼス®（リナクロチド）など、便を軟らかくする系の薬を用いる。酸化Mgは、CKD患者では高Mg血症をきたす危険性があるため、注意が必要である。可能であればアミティーザ®に変更するか、それが難しければ定期的に採血でMgを測定するべきである。

腸管蠕動運動の低下による便秘の場合

　腸管蠕動運動の低下による便秘と考えられる場合は、センノシド®、ピコスルファートナトリウム内用液、新レシカルボン®坐剤（炭酸水素ナトリウム／無水リン酸二水素ナトリウム）などの投与を検討するが、この場合も漫然と定期で内服させるのではなく、頓用にすべきである。このような"刺激性下剤"は、連日で使用することで習慣性を招いてしまったり、

センノシド®では大腸黒皮症などをきたしてしまったりするため、できる限り不要な投与は避けるべきである。

　また、腸管蠕動運動の低下による便秘を疑った場合でも、酸化 Mg からアミティーザ®に変更したことで改善する場合も多いため、安易にセンノシド®を処方したり浣腸をしたりする前にできることはないかを考えるべきである。

睡眠障害

睡眠薬の問題

　睡眠薬の処方は、最も"処方薬の乱用"や"出しっぱなし処方"になってしまいがちな薬剤処方の一つである。またベンゾジアゼピン系の薬（特に多いのはデパス®〈エチゾラム〉）は、その依存性が問題となる。また、急に中止することで反跳性不眠が出現するなどの問題もあるため、いったん定期で内服してしまうと中々抜け出すことが難しくなる。そのため、基本的に睡眠薬としてベンゾジアゼピン系の薬を第一選択することはほぼない。

睡眠障害への介入① 生活指導

　まずは、やはり生活習慣の見直しが重要である。寝る前にスマホやパソコンなどを使用してしまうと、ブルーライトの影響で睡眠障害を起こしてしまうことが報告されている。少なくとも就寝する2時間前にはそのような行動を控えてもらうよう指示するのが、薬物療法よりもまずはやらなければならないことである。

　また、よくよく問診してみると、夜間尿に困らされているから途中で起きてしまうなど、睡眠障害の原因となるほかの疾患が隠れている場合もあるので、そのようなことがないかしっかり問診をとる。

睡眠障害への介入② 薬物療法

睡眠障害のタイプに応じた薬物選択

　次に、その患者の睡眠障害が「入眠困難型」なのか「中途覚醒型」なのかを区別する。「寝始めるときが、なかなか寝付けなくてつらいですか？それとも、あんまり深く眠れずに途中で起きちゃうような感じですか？」

と聞き、生活習慣の改善だけでは症状が治らない場合に、それぞれのタイプに応じて薬物療法を考える。

▶入眠困難型

超短時間型に、マイスリー®（ゾルピデム）やアモバン®（ゾピクロン）を用いる。中途覚醒の要素もあると思われる場合は、比較的効果が長く続くルネスタ®（エスゾピクロン）の投与も検討する。

▶中途覚醒型

デエビゴ®（レンボレキサント）やベルソムラ®（スボレキサント）を用いる。副作用の悪夢が少ない、量が調節しやすい、切れがよいなどの点からは、デエビゴ®がベルソムラ®の上位互換と考えることも多い。もしくは、上のようにルネスタ®の投与を考える。

服用量のコントロール

いずれにせよ、上記薬物も初めから定期でかつ1錠内服させるのではなく、不眠時に頓服で、かつ半錠などからスタートする。患者には、依存性は比較的少ない薬ではあるが、ないわけではなく、本当につらいときだけ使用していただく方針であることを、十分に説明しておく。それでもダメな場合は、量を増やしてみるか、マイスリー®とデエビゴ®を組み合わせるなどする。

昼夜逆転タイプの人への処方

また、昼夜逆転しているタイプの人には、ロゼレム®（ラメルテオン）も有効である。メラトニン受容体を刺激することで、体内時計を是正する効果がある。しかし弱い効果であるため、補助的に使用する。2週間をめどに効果判定を行い、効果がない場合や改善している場合は中止する。ここでも"出しっぱなし処方"をしないように注意する。

骨粗鬆症 [14)]

骨粗鬆症の診断

内科外来を受診する高齢女性のうち、骨粗鬆症の投薬を受けている患者は少なくない。また何らかの理由でステロイド投与を行われている場合も、

早期からのステロイド性骨粗鬆症対策が重要といわれており、ビスホスホネート製剤や活性型 VitD 製剤などの投薬を受けていることが多い。すでに投薬を受けている場合は、基本的には継続処方と DEXA（骨密度検査）での定期的な評価を行い、それに応じて薬剤を変更するか継続するかを判断する。単発の外来バイトの場合、そういった方針転換をすることはよっぽど的外れな治療をされていない限り控えたほうがよいが、定期バイトや外勤先で行う外来の場合、骨粗鬆症に関しても自分自身が decision making をしなければならないことがある。

原発性骨粗鬆症の定義

まず、原発性骨粗鬆症の定義は、かみ砕いて説明（正確な定義は各自成書を参考いただきたい）すると以下の 3 つになる。これらを満たした場合、原発性骨粗鬆症と診断する。

①ちょっとした外傷（転倒など）だけで椎体や大腿骨近位部が骨折してしまった人

②椎体と大腿骨近位部以外の部位にちょっとした外傷（転倒など）で骨折してしまった＋ DEXA で YAM（young adult mean）＜ 80％の人

③そういった骨折（脆弱性骨折）はないが、YAM ≦ 70％または -2.5SD 以下の人。

原発性骨粗鬆症の治療の特徴

次に、これまでの疾患と違う点としては薬物療法へ踏み切るハードルの低さが挙げられる。ほかの高血圧、脂質異常症、脂肪肝などでは、まず生活習慣の改善を図り、それでもダメな場合に薬物療法を考慮すると、散々説明してきた。しかし原発性骨粗鬆症に関しては、生活習慣の改善だけでは対策が不十分な場合（すでに骨折がある、YAM が極端に低い、ステロイド長期使用）が多いため、診断したらすぐに薬物療法を開始することが望ましい。

そして患者には、「足や腰の骨折をしたら生活の質が大きく落ちてしまい、健康でいられる期間が短くなってしまう恐れがあります。内臓の病気と同じくらい、骨の対策は必要なのです。そしてこれは、牛乳飲んでカル

シウム摂ればよいという話ではなく、薬を使いながら対策を立てる方がはるかによいということが、すでにデータで示されています」と説明し、同意を得ることができたら薬物治療を開始する。

薬物療法の選択

活性型 VitD 製剤と BP 製剤

まず、骨粗鬆症治療に使用される頻度の高い薬剤として、活性型 VitD 製剤と BP（ビスホスホネート）製剤が挙げられる。

活性型 VitD（アルファカルシドール、エディロール®〈エルデカルシトール〉など）は、その使いやすさとお手軽さから、しばしば選択される。しかし活性型 VitD 製剤は、椎体骨骨折発生予防に有用であるが、大腿骨近位部骨折発生を抑制する効果はないといわれている。

それに対し BP 製剤（ベネット®・アクトネル®〈いずれもリセドロン酸ナトリウム〉、フォサマック®・ボナロン®〈いずれもアレンドロン酸ナトリウム〉など）は、大腿骨近位部骨折に関しても発生を抑制する効果があるといわれているため、リスクが高い患者には活性型 VitD 製剤単剤では不十分であり BP 製剤の使用を（も）検討する。両者を併用するのも有効といわれている。

内服困難な患者には BP 製剤の注射製剤があるため、それを使用する。経口薬、注射薬含めてさまざまな種類があり、毎日内服するものから週1製剤、年に1回の注射製剤まで幅広く存在する。基本的にどれが優れていてどれが劣っているということははっきりしていないが、大事なことは「服用／接種日を忘れずに継続できること」である。

また、BP 製剤は顎骨壊死の重篤な副作用の報告があるため、原則、使用前には口腔外科に一度診察してもらうことが望ましい。加えて、BP 製剤は食道潰瘍などの危険から、内服後30分間は立位や座位を保持しなければならない。そのため、その姿勢が保てない ADL の人には使用するべきではない。外来へ来ている時点でクリアしていると思うが、入院中や施設入所中の患者で、ADL 全介助であり座位保持も難しいような方が骨折予防の BP 製剤を内服させられているのをみることがある。この場合は、

リスクとベネフィットをよく検討されていない処方といえる。

プラリア®（デノスマブ）

プラリア®（デノスマブ）は、半年に1回、皮下接種を行う注射製剤である。強力な骨吸収抑制作用を有し、大腿骨近位部骨折およびそれ以外の骨折発生の抑制にも有用であることが示されている。注意点としては、半年に1回であることがよくもあり悪くもあるところである。もし途中で接種を中断してしまったら、効果がなくなるばかりか、急激な骨回転上昇と骨密度低下を生じてしまい、むしろマイナスの効果を及ぼしてしまうため、注意が必要である。また、デノスマブ注射を行う際は、低Ca血症予防にデノタス®チュアブル（沈降炭酸カルシウム／コレカルシフェロール／炭酸マグネシウム）の処方も同時に行う。高Ca血症であれば中止する。

SERM（選択的エストロゲン受容体修飾薬）

SERM（エビスタ®〈ラロキシフェン〉、ビビアント®〈バゼドキシフェン〉）は閉経後の女性ではよい適応とされるが、静脈血栓塞栓症の副作用があるため血栓症リスクが高い患者には使用しない。

テリボン®（テリパラチド）

テリボン®（テリパラチド）は、1週間に1度そして2年間のみ投与することができる注射製剤である。BP製剤を使用しているのに骨折してしまう患者の場合や、複数の椎体骨折がある患者に使用する。注意点としては、2年間の投与終了後は、ほかのBP製剤などに必ず切り替えることである。デノスマブで説明したように、急な中止は逆に骨粗鬆症を悪化させてしまうため、絶対に切り替えることを忘れてはならない。

イベニティ®（ロモソズマブ）

イベニティ®（ロモソズマブ）は、骨形成促進作用および骨吸収抑制作用を有し、強力な骨密度増加作用を示す2019年2月に収載された新しい薬剤である。デメリットとしては高価であることと、心血管リスクを上昇させる危険があるといわれていることである。

喘息／COPD

喘息治療としての吸入薬の処方

　喘息／肺気腫に関わる吸入薬の処方は、呼吸器内科でなくともできるようにならなければならない。喘息に関しては、4つの喘息治療ステップに応じて治療薬を選択する。

喘息の治療ステップ

　まず、喘息発作や症状が出現する頻度に応じて、ステップ①〜④（以下"ステップ"省略）を選択し、治療を開始する。その後、効果が乏しい場合、週に1回以上発作が起きる場合、週に1回以上SABA（短時間作用型β2刺激薬）吸入を行っている場合は、①→②→③→④の順にステップアップを行う。①〜④の中身は後述するとして、まずはどこから治療を開始するかを発作や症状出現頻度を基に決める。

　喘息の治療ステップの基準となる発作や症状出現頻度は、以下である。

・月に1回程度であれば①

・週に1回程度であれば②

・毎日であれば③

・それ以上にあれば④

　次に、それぞれの治療の内容であるが、気管支喘息の病態は気道の慢性炎症であるためICS（吸入ステロイド）を入れることが最も重要である。そこに、LABA（長時間作用型β2刺激薬）、LAMA（長時間作用型抗コリン薬）、LTRA（ロイコトリエン受容体拮抗薬）を加えていくというのが原則である。そしてSABAは発作時のみ使用する。そのため、LABAだけを処方したり、SABAだけを処方したりするのはナンセンスな治療である。

　ステップごとの明確な定義や基準はガイドラインを参考にしていただく

として、筆者は実際の臨床現場では治療の中身を以下のようにざっくりと
分類している。

① ICS
② ICS に LABA/LAMA/LTRA のうち1剤
③ ICS に LABA/LAMA/LTRA のうち2剤以上
④上記に加え経口のステロイド薬を投与

　このグループ分けを行い、それぞれ該当する具体的な薬剤名を当てはめ
ていけば喘息治療を行うことができる。
　また喘息治療薬には合剤も多く存在し、逆にそのラインナップの多さが
喘息治療を煩雑に感じさせてしまう要因だと思われる。よく使用するもの
を下記に示すので、実際に処方する際に参考にしていただきたい。

ICS：キュバール® （ベクロメタゾンプロピオン酸エステル）、フルタイ
ド® （フルチカゾン）、パルミコート® （ブデソニド）、オルベスコ® （シク
レソニド）など
LABA：ホクナリン®テープ （ツロブテロール）、オンブレス® （インダカ
テロール）など
LAMA：スピリーバ® （チオトロピウム）、エンクラッセ® （ウメクリジニ
ウム臭化物）など
LTRA：オノン® （プランルカスト）、シングレア®・キプレス® （いずれも
モンテルカスト）など
SABA：サルタノール®・ベネトリン® （いずれもサルブタモール）など
ICS/LABA：シムビコート® （ブデソニド／ホルモテロール）、アドエア®
（サルメテロール／フルチカゾン）、フルティフォーム® （フルチカゾン／
ホルモテロール）、レルベア® （ビランテロールトリフェニル酢酸塩／フ
ルチカゾンフランカルボン酸エステルドライパウダーインヘラー）など
LAMA/LABA：スピオルト® （チオトロピウム／オロダテロール）、ウルテ

ィブロ®（グリコピロニウム／インダカテロール）など

ICS/LAMA/LABA：テリルジー®（フルチカゾンフランカルボン酸エステル／ウメクリジニウム／ビランテロール）、ビレーズトリ®（ブデソニド・グリコピロニウム臭化物・ホルモテロールフマル酸塩）、エナジア®（インダカテロール酢酸塩／グリコピロニウム臭化物／モメタゾンフランカルボン酸エステル）など

　またテオフィリン徐放製剤は血中濃度測定を行わなければならない上に、ほかに優れた薬剤が多数あるなかでわざわざ選択する必要性があまりないため、最近では使用頻度減少傾向の薬剤である。筆者も新規で処方することはまずない。

　非常によく処方される吸入薬といえば、個人的にはシムビコート®を思い浮かべる。これは ICS/LABA 合剤であるものの、発作時の SABA の役割も担うことができるため、コントローラーとしてもレリーバーとしても使用できる汎用性の高さから非常に好まれて処方されている。

吸入できるかどうかの確認

　また、吸入薬選択の大事な点として、「吸えるかどうか」を処方する前に確認することがある。吸入手順などは薬剤師からも説明があるものの、実際に自宅で吸入できているかはわからない。そして次回、外来受診時に「実は吸入できていませんでした」とカミングアウトされることも少なくない。

　そのため筆者は、診察室で吸入薬のデモ機を使って実際に吸入できるかどうかを試してもらい、不安があるようであれば自己の呼気によるドライパウダー吸入器（DPI）ではなく加圧噴霧式定量吸入器（pMDI）タイプの製品（アドエア®など）にしたり、スペーサーをつけたり工夫をする。その辺りのことは薬剤師のほうがくわしいため、吸入作業に不安がある患者へ処方する場合は薬剤師に相談した上で決めるとスムーズである（コラム「頼ろう。これぞチーム医療」参照）。

COPD治療としての吸入薬の処方

COPDの治療が喘息治療と最も違う点としては、ステロイド吸入は第一選択ではなく、効果不十分な時に用いるものであるという点である。COPDでは、LAMA（スピリーバ®など）あるいはLABAが第一選択であり、ダメならLAMA/LABA（スピオルト®〈チオトロピウム／オロダテロール〉、ウルティブロ®〈グリコピロニウム／インダカテロール〉など）を用いる。それでもダメならLAMA + ICS/LABA（スピリーバ® + シムビコート®）や3剤合剤のテリルジー®ビレーズトリ®を用いる。

ACO（Asthma and COPD Overlap）という、喘息とCOPDが重複しているという病態もあり、その場合はICSとLAMAを中心にLABAを追加する（スピリーバ® + シムビコート®やテリルジー®〈フルチカゾンフランカルボン酸エステル／ウメクリジニウム／ビランテロール〉、ビレーズトリ®〈ブデソニド・グリコピロニウム臭化物・ホルモテロールフマル酸塩〉など）。

抗血小板薬や抗凝固薬に関して [16]

SAPTとDAPT

心筋梗塞後や脳梗塞後などで、抗血小板薬を内服している人は少なくない。抗血小板薬（バイアスピリン®〈アスピリン〉、プラビックス®〈クロピドグレル〉、プレタール®〈シロスタゾール〉、エフィエント®〈プラスグレル〉）のどれか1剤を内服することをSAPTといい、二剤の場合はDAPTという。

抗血小板薬の処方

心筋梗塞後、通常はDAPTで治療が開始されるが、通常どこかのタイミングでSAPTに切り替える。どんなに遅くても1年が経過した時点でバイアスピリン®以外のプラビックス®やエフィエント®単剤にすることが望ましい。

しかしDAPTの時点でPCIを行った急性期病院からかかりつけ病院に逆紹介を行った場合、急性期病院での処方をそのままDo処方され続けて

いるケースも少なくない。つまり不要に DAPT を継続している患者が実際存在するため、抗血小板薬内服をみたら目的と必要性を再度検討することが重要である。また、脳梗塞に関しても通常は 3 週間で、遅くとも 3ヵ月で DAPT から SAPT に切り替えるため注意する。

抗凝固薬の処方

抗凝固薬に関しては、DOAC の場合は特にモニタリングを行う必要はないが、ワーファリン（ワルファリンカリウム）を内服している場合は、通常 INR1.6〜2.6 を目標にモニタリングし、ワーファリンの用量調節を行う必要がある。筆者は 0.5mg ずつ調節し最低 3 日は空けてから再度 INR 測定を行う。

肝酵素上昇に関して

定期採血をした際に肝酵素上昇がみられることがある。以下に、肝酵素上昇をみた場合の実際の対処法を示す。

まずは心筋梗塞、甲状腺疾患、筋疾患など肝臓以外で肝酵素上昇をきたしている可能性を除外するため、それぞれに対応した採血項目を調べる（適宜、心電図なども加える）。

次に、肝外胆道疾患を除外するため直接ビリルビン優位の上昇でないかということと、腹部エコーや CT など画像検索を行い、胆管結石や膵がんによる閉塞性黄疸などを除外する。万が一、発熱と腹痛があれば救急対応となることは言わずもがなである。

ここまで除外できたら次はウイルス性肝炎を除外する。HBs 抗原と HCV 抗体を測定する。場合によっては、HIV 抗体、サイトメガロウイルス抗体、EBV 抗体なども測定する。後は自己免疫性肝炎を疑うような情報があれば専門科に紹介する。

しかし頻度としては、やはり薬剤性のものが圧倒的に高い。筆者個人の感覚では、セフトリアキソンナトリウム、バクトラミン®、リリカ®、スタチン系、PPI などで、よく肝障害が起こる。しかし、それ以外の薬剤でも肝障害を起こす可能性はあるため、最近開始した薬剤がないかを全てチ

ェックすることは肝酵素上昇を考える上で必須である。

　次に、脂肪肝も頻度は非常に高い。それに関しては、前述した［脂肪肝／アルコール性肝障害］の部分を参照いただきたい。

まとめポイント

一般内科外来は、非常に守備範囲の広いいわば"何でも屋さん"である。そして範囲が広いゆえ、専門外の処方に関しては質の悪い医療をしてしまいがちである。本当に Do 処方だけでよい内容なのか、目の前の処方に真摯に向き合うことは、患者に真摯に向き合うことにつながる。

引用・参考文献
1) 日本高血圧学会高血圧治療ガイドライン作成委員会編. 高血圧治療ガイドライン 2019 (JSH2019). 東京, 日本高血圧学会, 2019, 4-205. https://www.jpnsh.jp/data/jsh2019/JSH2019_hp.pdf (2022 年 3 月 31 日閲覧)
2) 日本動脈硬化学会編. 動脈硬化性疾患予防ガイドライン 2017 年版. 東京, 日本動脈硬化学会, 2017, 148p.
3) 日本糖尿病学会編著. 糖尿病治療ガイド 2020-2021. 東京, 文光堂, 2020, 152p.
4) Seidelmann, SB. et al. Dietary carbohydrate intake and mortality: a prospective cohort study and meta-analysis. Lancet Public Health. 3 (9), 2019, e419-e428.
5) 日本消化器病学会・日本肝臓学会編. NAFLD/NASH 診療ガイドライン 2020. 改訂第 2 版. 東京, 南江堂, 2020, 120p.
6) 日本痛風・核酸代謝学会ガイドライン改訂委員会編. 高尿酸血症・痛風の治療ガイドライン. 第 3 版. 2019 年改訂. 東京, 診断と治療社, 2018, 4-69.
7) 日本腎臓学会編. エビデンスに基づく CKD 診療ガイドライン 2018. 東京, 東京医学社, 2018, 1-129.
8) Perkovic, V. et al. Canagliflozin and Renal Outcomes in Type 2 Diabetes and Nephropathy. N Engl J Med. 380 (24), 2019, 2295-306.
9) 日本透析医学会編集委員会編. 2015 年版 慢性腎臓病患者における腎性貧血治療のガイドライン. 日本透析医学会雑誌. 49 (2), 2016, 89-158.
10) 日本透析医学会. 慢性腎臓病に伴う骨・ミネラル代謝異常の診療ガイドライン. 日本透析医学会雑誌. 45 (4), 2012, 301-56.
11) Metzger, M. et al. Association of a Low-Protein Diet with Slower Progression of CKD. Kidney Int Rep. 3 (1), 2017, 105-14.
12) 日本消化器病学会編. 消化性潰瘍診療ガイドライン 2015. 改訂第 2 版. 東京, 南江堂, 2015, 2-186.
13) Yuan, J. et al. Regular use of proton pump inhibitors and risk of type 2 diabetes:

results from three prospective cohort studies. Gut. 70 (6), 2021, 1070-7.

14) 骨粗鬆症の予防と治療ガイドライン作成委員会（日本骨粗鬆症学会・日本骨代謝学会・骨粗鬆症財団編）．骨粗鬆症の予防と治療ガイドライン．2015 年版．東京，ライフサイエンス出版，2015，1-153.

15) 日本アレルギー学会編．アレルギー総合ガイドライン 2019．東京，協和企画，2019，72.

16) 急性冠症候群ガイドライン（2018 年改訂版）・安定冠動脈疾患の血行再建ガイドライン（2018年改訂版）作成班（日本循環器学会ほか）編．冠動脈疾患患者における抗血栓療法．2020年 JCS ガイドライン フォーカスアップデート版．2020，19-44. https://www.j-circ.or.jp/cms/wp-content/uploads/2020/04/JCS2020_Kimura_Nakamura.pdf（2022年 3 月 31 日閲覧）

人の健康は円?

 人の健康を円でイメージすると……

このコラムでは、人の"健康"という概念と薬剤の効果とその限界に関して、筆者独自の視点から説明する。決して evidence があるわけではないので、あくまで一意見としてお読みいただけると幸いである。

人の健康は、形で表そうとしたとき、円に最も近い。点でも線でもなければ三角形でもない。イメージでは、野球ゲームとかで能力のスコアを円グラフしたものをまずイメージし（**A**）、それぞれの項目が、例えば視力、聴力や肝機能、腎機能それからメンタルまで、健康に関わるあらゆる事項を表しているものを考えていただきたい（**B**）。ただし、通常の円グラフとは違い、点数が高ければ高いほどよいわけではなく、ちょうどよい具合（基準の黒線に近いほどよく、離れるほどよくない）にある場合をよしとするイメージである。

A ゲームなどでよくみられるもの

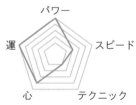

B 人の健康を表わす円

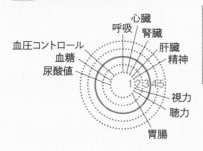

・点数が高ければ高いほどよいわけではなく、ほどよくよいのが、この図で示す健康。
・項目が無数にあるため、形が円状になる。

その人個人のそれぞれの健康に関する無数の項目の点数。この図であれば、全て3点できれいな円を描くのが"健康"と考える。

それぞれの項目の値が異常に高すぎたり低すぎたりせず、ちょうどよくきれいな円を描いている状態を"健康"と定義する。どこか一部が突出したりへこんでいたりすれば、健康ではないと考える。また、整った円ではあるが、円自体が小さい状態や大きすぎる状態も、健康ではないと考える。

薬剤の作用は、この円の一部を線で強く押すイメージ（ C ）であり、生活習慣の改善は、この円全体を優しく整えるイメージ（ D ）と考える。

C 薬は、円の1ヵ所、2ヵ所を整容するもの

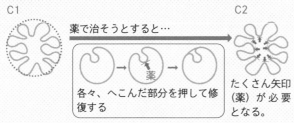

C1

薬で治そうとすると…

C2

各々、へこんだ部分を押して修復する

たくさん矢印（薬）が必要となる。

ここが新たに突出（ ⋮ から離れる）してしまったため薬②を追加したがそれによってさらにゆがみを生じた。

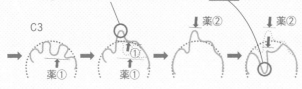

C3

薬①　　薬①　　↓薬②　　↓薬②

さらに、薬は単調に線の力で押すため、きれいな円にならず、押したことでできたゆがみをさらに押すことで形が乱れる（副作用で"健康ではない"状態になる）。

D 生活習慣の改善は、"円の力"で全体を整容するもの

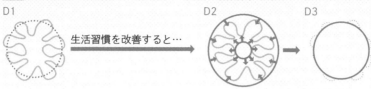

全体を整容するので、きれいな円になる
（しかし、押す力自体は薬より弱い）。

さまざまな人の状態を円でイメージする

❶肺炎の人の円

　例えば、生来、健康な方が肺炎に罹患したときは、呼吸器系のスコアのみが下がるため、下のような円を描く（**E1**）。この場合、薬剤（抗菌薬）を投与することで、**E3**のように円を修復することができる。

E 肺炎の人

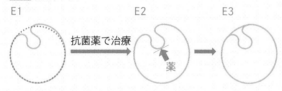

　ここでイメージしていただきたいことは、薬剤はあくまで"線"の作用で円を押す作用であるということだ。線の作用で円を修復しようとすれば、意図していなかった部分までも無駄に触ってしまい、本来整っていた部分が外に突出しかねない（例えば、陶磁器を作ろうと粘土で形作っているとき、一部を直そうとしたことで意図していなかった場所の形が崩れてしまうように）。この突出してしまった部分が、薬の副作用である（**C3**）。

❷老衰した人の円

　次に、いわゆる老衰の状態をイメージしていただきたい。高齢に伴い、種々の機能が低下した場合、円は**F1**のように全体的に小さくなる。これ

を薬剤、つまり線の作用で修復しようとすれば、当然 **F2** のようになる

F 老衰の人

F1

老衰でできた心機能低下、腎・
肝障害などを
全て薬で治そうとすると…

F2

薬（線）で治そうとすると無数に必要になる。さ
らに、薬は単調に線の力で押すため、きれいな円
にならず、押したことでできたゆがみをさらに押
すことで形が乱れる（＝副作用で、"健康ではない"
状態になる）

これが polypharmacy の状態である。

例えば、どこかが痛いという訴えがあったため、NSAIDs 定期処方を開始したとする。それに伴い胃腸障害が出現したため、PPI を開始した。それに伴い肝障害も出現したため、利胆薬も開始した。今度は鎮痛薬の乱用により、薬物乱用性頭痛が出現した——などである。

ここで注意していただきたいのは、「"健康ではない"と"病気"は同義ではない」ということである。 **F** の例のように円自体が小さい場合、そもそも線の作用である薬剤で全てを解決させようということ自体が無謀なのである。どこかを押せばどこかが出てしまい、それを直そうと新たな線で押せば新たな突出部ができてしまうのである。これが"老衰"のイメージである。つまり老衰は、"健康ではない"ものの、"病気ではない"のである。要するに、老衰は薬剤でどうにかしようとすること自体が間違っているのだと気が付く。

❸生活習慣病の人の円

さらに、円の一部ではなくかつ全体的でもなく複数箇所で異常な場合を考えてみたい。

G は、生活習慣病をイメージしたものである。

喫煙、飲酒、高塩分食、高脂肪食、高カロリー食などの悪い生活習慣を

続けた場合、高血圧、高脂血症、糖尿病、慢性腎臓病、慢性閉塞性肺疾患など、さまざまな病気に罹患する。

このような場合には、線の作用で働く薬剤よりも、もっと根本的に円を修復する力が必要である。その作用こそが、まさに生活習慣の改善（正しい食事・運動・睡眠・禁煙など）である。生活習慣を改善すれば何か一つだけでなく、複数の項目によい影響が出る。それをイメージで表すと、まさに円全体の形を整える作用をもつ円になる。

G 生活習慣病の人

G1

線（薬）で治すには無数の線が必要になるため、

円の力（生活習慣改善）で整容するほうがよい

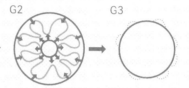

G2　　　　　　　　　　　G3

円でイメージした人の健康をどう整えるか

このことがイメージできると、どんな人にどのような薬剤が必要かのヒントが、少し見えてくるはずである。

薬物療法で治す

例えば、これまで既往歴も特にない若年者が、突然の浮腫、蛋白尿で来院したとする。そして精査の結果、微小変化型ネフローゼ症候群であった場合、原疾患により浮腫みなど明らかに限られた項目のみの異常をきたす。つまり❶に該当する。

そのため、線の作用、つまり薬物療法を中心とした医療が著効するパターンであり、生活習慣の改善よりも薬物療法が極めて著効するといえる。

生活習慣改善を優先し、薬物で補助する

では逆に、尿蛋白陽性ではあるが、高度肥満があり、喫煙・飲酒など生活習慣の乱れがある場合は、おそらく尿蛋白陽性だけでなく、高血圧、高脂血症、糖尿病などにより複数の項目で異常をきたすはずである。このよ

うな場合は❸に該当するため、それぞれの項目を線で押してもきりがなく、円の力で働きかけないと効果がない。そのため、まずは生活習慣の改善を最優先に行い、それでも円の力だけでは弱い箇所は線の作用（薬剤）の力を使って全体を整えていく。

＊　＊　＊

　このように、患者それぞれの円をイメージし、円の一部を直す薬剤が必要なのか、それとも全体を整える食事・運動・睡眠を見直すことが最重要なのかを考えることで、それぞれの患者にとって必要な物が何であるのかの正体が見えてくる。

　また、「とにかく薬を飲んでいたほうが健康になれる」と誤解している患者にも、正しく説明することができる。さらに新しく薬剤を処方する場合にも、なぜ必要なのかを患者に説明する際に有用であると考える。

19 整形外科外来

概要

　整形外科のバイトのほとんどは、一般病院やクリニックなどでの外来診療を指すだろう。整形外科疾患は、小児から高齢者まで対象患者が幅広く、慢性疾患（変形性関節症、脊椎関連疾患、慢性疼痛、運動器不安定症など）から急性外傷（打撲や捻挫症から骨折、脱臼、創傷など）と多岐にわたるため、日常診療において内科・外科関係なく診察を必要とされることが多いと思われる。

　休日の午前や平日の夕診などのコマが多く、代務医師として外来診療を任される。定期バイトであれば、次回の自分の外来に予約を入れてフォローすることもあるが、多くはスポットバイトであり、患者の病態・症状に応じてアセスメントし、適切なタイミングで常勤医の外来につなげることが必要とされる。

勤務内容

　地域や時間帯、曜日などで患者数はさまざまであるが、10人前後から多くて30人近くになることもある。クリニックなどであれば、その多くが「リハビリ前診察」といってリハビリ通院している患者に簡単な問診をするだけの受診も含まれるため、負担は少ない。慢性疾患であれば定期受診している患者がほとんどで、

定期処方を継続するだけの楽な診療もあるので、外来の負担量は初診患者数によると言っても過言ではないだろう。

　整形外科として処置が必要なのは、切り傷、挫創などの創傷や骨折、脱臼などの外傷である。余力があるのであれば、トリガーポイント注射や関節腔内注射などもあるが、経験を要する場合がある。

給料面

　1コマ5万円前後＋交通費（場合による）が相場だろう。休日や臨時での急募バイトだと給料が高い場合がある。僻地などの案件では、午前だけで10万円以上支給されることもあるが、交通アクセスが大変であることが予想される。

勤務時間

　9〜13時ごろの午前診や16〜19時などの夕診が多い。医療機関によって微妙な違いは当然ありうる。外来の締め切り時間までに受診した患者の診察を終えればよいので、患者数によっては早めに仕事が終わることもあるが、契約時間まで拘束されることが多い。

PRACTICE

　整形外科といえばX線写真、といったイメージがあるだろう。確かにX線写真撮影を求められることが多いが、あくまで診療の基本は身体診察であることを忘れてはならない。患者の訴える疼痛部位をしっかり見る、触るという基本的な診療が必要であり、X線写真の撮影方法にも大きな影響がある。研修医などに多くみられがちな間違いとして、「疼痛部位が映っていれば、撮影条件はなんでもいい」という勘違いがある。また、X線

写真の読影が困難、脱臼が整復できず困ってしまった、という声も多い。

ここでは整形外科疾患のうち、外来診療で出会う外傷疾患、慢性疾患について特に多い代表的な症例を提示し、実践的な対処方法を示す。

「転んだ、ぶつけた、はさんだ、切った！血が出ています」

日常生活や仕事作業中の受傷が多い、創傷患者の対応。

まずは受傷部位を確認し、受傷契機を把握することが大切である。そして、創部がよく見えるように、また感染予防にしっかり洗浄する。洗浄は水道水で問題はない。疼痛の訴えが強く、洗浄に抵抗がある場合は、洗浄前に局所麻酔をすると患者には優しいかもしれない。

何となく洗浄しているかもしれないが、創傷治療での初期洗浄の程度が感染リスクに非常に影響を及ぼすので、しっかり行うべきである。

洗浄が終わってすぐに傷を縫いがちであるが、その前に受傷部位のX線写真を撮像することを心がける。骨折、脱臼がないか、異物混入がないか確認するのが鉄則である。異物を確認したら除去するように努める。異物混入があるまま閉創すると感染してしまうため、異物除去後に再度X線写真を撮影して異物がなくなっていることの確認も忘れないようにする。

創を確認して閉創可能であれば、モノフィラメントのナイロン糸などで縫合する。絹糸は感染リスク、創部瘢痕の原因となるので使用しないように注意する。上皮欠損などで閉創困難な場合は、軟膏（ゲンタシン軟膏が多い）で創を覆ってガーゼ保護する。創部は清潔に保つ必要があり、汚染が強い創はできれば毎日洗浄して被覆材で保護する必要があるが、患者が自分でできなさそうであれば数日に1回受診させてチェックするのが望ましい。きれいな創、または自分で管理できそうな患者は、縫合して10日～2週間で創部が問題なければ抜糸する。

「転んで○○が痛い、腫れている、動かせない！」

これも、まずは視診、触診が必須である。ほとんどの場合でX線写真

を撮影することになるが、撮影状況を考える必要がある。例えば、手関節が痛いのか、前腕が痛いのか、肘関節が痛いのかで変わってくるからだ。外傷で多い橈骨遠位端骨折を疑うのであれば、「手関節2方向（正面・側面像）」で撮影する必要がある。「手関節が映っていれば問題ない」または「どこが折れているかわからないから撮影範囲を広げて撮影しよう」という考えから、「前腕2方向」で撮影してしまう場合が多々散見される。2つの撮影では見ようとしているものが違うため、全く違うものと認識する必要がある。骨折を認めれば、「安静」「固定」「挙上」を行う。外固定は施設の物品にもよるが、シーネ（副木）固定またはギプス固定である。

「腰が痛い、膝が痛い」

　日本人の慢性期疾患として、患者数が圧倒的に多い。しかし、転倒後などの外傷エピソードがあれば急性期の骨折の可能性もあり、見逃してはならない。腰痛患者のなかには、特に骨病変なく原因不明のものも実際は多く存在する。腰痛体操や日常生活での指導も必要になってくる。また、骨粗鬆症による脆弱性骨折も多く、骨粗鬆症検査や治療の必要性について啓蒙することも大切である。基本的にはNSAIDsなどの鎮痛薬、外用薬、注射、リハビリ加療が主な治療となる。

整形外科の緊急疾患

　外来バイトで困るのが、「緊急で大きな病院へ紹介する必要性があるか」という点だろう。基本的に外来バイトではまれだと思われる（重症患者は救急車で搬送されるため）が、外来で来てしまったときに紹介状を書くことを検討する症例の一部を提示する。

小児の骨折

　小児の骨折で多いのは、上腕骨顆上骨折や前腕骨骨折だろう。上腕骨顆上骨折は骨折型が重度だと、神経麻痺やコンパートメント症候群に移行する懸念があるため、すぐに手術可能な病院へ紹介したほうが無難である。何より、小児の外傷は両親との付き合いがメインであり、「骨折している

のに紹介状を書いてくれなかった」とトラブルになりかねないので、丁重に扱う必要がある。

脊椎外傷による麻痺症状を認めるもの

神経麻痺は緊急性が高く、遅れると後遺症が残る。おそらく外来で来ることは滅多にないが、注意しておく必要がある。

感染を疑うもの

熱発し、明らかに体調が悪そうな患者の関節痛には、注意が必要である。痛風、偽痛風でも似た症状をきたすが、感染症を少しでも疑えば紹介したほうが安心である。技量が必要だが、関節穿刺を行い、関節液の性状の確認、検体検査をやっておくと心強い。

脱臼が整復できないもの

脱臼する関節では圧倒的に肩関節が多い。徒手整復可能であれば、問題ないが、脱臼したまま放置するのは危険である。肩関節脱臼であれば腋窩神経麻痺をきたす可能性があるため、注意が必要である。脱臼整復後は必ずX線写真でチェックし、整復できていることの確認が必要である。整復困難であれば、静脈ルートから鎮静させて整復する必要性があり、紹介したほうがよいだろう。無理に整復操作を行って骨折を起こす可能性もあるからである。

まとめポイント

専科外来のなかでも整形外来のバイトは需要が多く、給料面でも恵まれているほうである。実際には慢性期疾患が多いのだが、急性期の外傷患者にはそれなりの処置（創部の評価、縫合、外固定など）が必要であり、臨床研修で学んだ知識を活かすことができるのであれば非専門医であっても可能な場合はある。緊急性が高いものに関しては、無理せず速やかに紹介をする。

20　一般皮膚科外来

概要

　皮膚科診療所の多くは保険診療と自由診療の両方を取り扱っている。自由診療は事前予約のある患者を対象とすることが多く、院長や常勤医師が担当する診療所も多いため（もちろん自由診療の経験があり、適切に行える医師は重宝される）、ここでは保険診療を中心に説明する。自由診療に関しては、［21 美容皮膚科外来］を参照いただきたい。

　診療は2診体制が多いが、院長の代理として1診の場合や、大きい診療所では4診以上の体制で行うこともある。通常の診療所と同様、午前枠と午後枠がある。皮膚科の外来は1年を通して患者数が多いのが特徴で、午前枠だけでも50〜80名ほど診察することも多い。検査や処置を要する患者も多いため、看護師の介助やサポートが手厚く、シュライバー（医師事務作業補助者）がいる診療所もよくある。

勤務内容

　診察は、皮膚疾患において頻度の高い疾患、例えば尋常性ざ瘡、アトピー性皮膚炎、慢性湿疹、蕁麻疹、足白癬、尋常性疣贅などが7〜8割を占める。再診の患者が多いため、看護師が患者を呼

び込んでいる間にカルテで前回の診察内容を確認した上で、診察を始める（実際には患者数が多く、間に合わないこともあるため、診察しながらカルテを見返すこともある）。

　診察の流れは通常通り、患者の主訴を聞き、発疹の状態や部位、掻痒感の強さ、前回の治療による効果、新規皮疹の有無などを問診・視診・触診し、必要に応じて KOH 検査や皮膚生検を行い、処方および処置などの治療を行う。たいていの診療所ではダーモスコピー検査、KOH 法、皮膚生検、Tzanck 試験、特異的 IgE 測定（View39 などがメジャー）、パッチテスト（次回受診日が休診日でないことを確認する）、皮膚エコー、採血検査などの検査が可能である。

　処置は、軟膏処置、凍結療法、感染部位の切開排膿、エキシマライト療法、炭酸ガスレーザー、色素レーザー、手術療法などが行えるよう、設備が整っている診療所が多い。患者によって軟膏基剤や保湿剤の使用感の好みや、コンプライアンスの違い、光線療法の適切な照射量の把握が必要になるため、処方や処置の際は前医のカルテも参考にしつつ、患者の希望や生活環境を考慮しながら行う。必要な患者には処置指導や生活指導を適切に行う（患者数を考慮すると簡潔に行う必要がある）。生物学的製剤や免疫抑制剤などを用いるような重症患者は診療所には少ないが、悪性腫瘍を疑う患者や診断が困難である患者、外用療法でのコントロールが困難である患者、入院治療が必要であると判断した患者は、必要に応じて皮膚生検などを行い、総合病院に紹介する。

 給料面

　多くの場合、時給約 1 万円程度。2 万円近く支給される診療所もある。患者数が多く診察時間を超えて診療を行った場合は時間

外手当を支給している診療所もあるが、これは院長・理事長の方針次第である。交通費は支給される場合が多いが、要確認事項である。

 勤務時間

診療所の診察時間によることが多いが、午前・午後それぞれ4時間程度である。午前のみの募集も多い。

PRACTICE

流れは、問診→視診・触診→必要に応じて検査→処方・処置→次回受診日の説明と、普段行っている皮膚科診察と変わらない。診療所によって診察スタイルはさまざまだが、よくあるパターンを以下に示す。

診察の流れ

診療開始

まず看護師さんが次の診察患者を呼び込む。その間に、再診患者であれば、数十秒で前回の診察内容（発疹部位、処方薬剤など）を確認する。ただし時間が足らないこともある。

患者1人あたりの診察時間が限られているため、医師に素早く診察できるよう看護師さんがサポートしてくれる診療所が多い。そのため、次の診察患者を呼び込む前に「次の患者様は足底のいぼで通ってます」など事前に補足をし、呼び込むと同時にベッドに寝かせ、機材を準備してくれることも多い。

問診

「最近皮膚の調子はいかがですか？」、「前回の薬は塗ってみてどうでしたか？」「乾燥が気になる季節ですが発疹の調子はいかがでしょうか？」など通常通り行う。初診の患者であれば、発疹の出現時期・経過、既往歴、

生活歴、自覚症状、随伴症状などを確認する（なるべく簡潔に！）。

視診・触診

発疹のある部位全てを丁寧に確認したいところであるが、現実的には時間的制限がある。また、いつもの外用薬を継続処方してほしいだけの患者もいるため、時間のかけすぎには注意する。可能な範囲で発疹を確認し、視診・触診所見をカルテに記載する（シュライバーが記載する診療所もある）。

検査

採血検査以外は基本的に医師が行う。なかにはKOH検査における鱗屑採取・KOH滴下までを看護師が行い、医師が顕微鏡で確認するといったスタイルで行う診療所もある（適切な検査を行うために医師が採取することが望ましいが）。また、皮膚生検前の発疹の撮影・記録などは診療所のルールに従って行う。

処置・処方

再診患者では、前医カルテや患者の希望を参考に行う。また総合病院と異なり、診療所では処置・処方におけるレセプトの査定が厳しい。例えば、抗ヒスタミン薬2剤を併用する際に、薬剤の組み合わせ次第で保険が切られることがあるため、あらかじめ院長や話がわかるスタッフに注意点を確認しておくとよい。

また、次回の予約はとらない診療所が多く、軽症の蜂窩織炎（入院加療が必要な場合は総合病院に紹介）や感染性粉瘤、帯状疱疹など近日中にフォローが必要な疾患、診断未確定で生検した患者、その他短いスパンで来院した方が良いと思われる患者を除き、基本的には薬がなくなった場合や症状悪化時、新規病変出現時に受診していだくようお伝えする。

頻度の高い疾患

以下、頻度の高い疾患について特記事項を記載する。

尋常性疣贅

基本的には、凍結療法（スプレーもしくは綿棒を使用）、ヨクイニン内

服（鳩麦茶を薦めることも多い）、サリチル酸外用、炭酸ガスレーザー照射（自由診療）。手掌・足底にはトリクロロ酢酸を使用する診療所も多い（凍結療法の後に行うことも多い）。1〜2週間後にまた来院するよう、お話しする。

尋常性ざ瘡

炎症性嚢腫にはドキシサイクリンやミノサイクリンなどの内服薬を処方する。難治性の場合は補助的な薬剤として十味敗毒湯や荊芥連翹湯などの漢方薬などを処方することもある。

アトピー性皮膚炎

夏季には汗疹、冬季には乾燥で悪化するため患者が増える。治療はガイドライン通りで、診療所でもシクロスポリン内服やデュピルマブ投与を行っているところもある。伝染性膿痂疹やカポジ水痘様発疹症などの合併症に注意する。

慢性湿疹

治療が長引いている場合は、薬剤変更するか、真菌感染や疥癬のチェックを行う。生活指導も忘れずに行う。

蕁麻疹

問診で、「特発性蕁麻疹」か「刺激誘発性蕁麻疹」か、病型分類する。難治例で希望がある患者にはオマリズマブの使用を検討する（総合病院に紹介となることが多い）。

粉瘤

感染して来院することが多い。トレパンやメスで切開排膿し、抗生剤処方する。自宅での処置やシャワーの指導を忘れずに行う。この場合は、次回受診日についてもお話しする。

汗疹

シャワーで洗い流すなど、清潔に保つよう生活指導をする。紅色汗疹にはステロイド外用する。

足白癬・爪白癬

基本的には外用剤の処方でよい。外用剤で治癒しない場合や、爪白癬、

角化型の足白癬には、肝機能異常や内服歴を確認した上で内服に切り替える。内服の場合は定期的な採血が必要であるため、患者に説明しておく。

伝染性軟属腫

夏季に多い疾患の一つである。冬でも温水プールで泳ぐため、年中伝染性軟属腫の感染はみられる。感染しているとプールに入れないなどの制限があるため、トラコーマ鑷子で除去する。痛みで泣いたり暴れたりするので処置に難渋することもあり、保険適用の麻酔薬のテープ（リドカイン〈ペンレス®〉テープ）を使用する診療所も多い。

伝染性膿痂疹

皮膚の洗浄の指導を行う。院内で取り扱いのある抗菌薬や、フシジンレオ軟膏、ナジフロキサシン（アクアチム®）軟膏などの外用剤を処方する。

陥入爪

テーピングの指導を行う。症状に合わせて、ガター法、ワイヤー法を行う。

まとめポイント

皮膚科外来は Common な皮膚疾患の診察ができることが前提となるが、重症感がある患者は少なく、いぼ、ニキビ、アトピー、慢性湿疹、蕁麻疹、粉瘤、汗疹、手荒れ、水虫、小児の水いぼ、とびひ、巻き爪など比較的軽症の限られた疾患が多い。そのため非専門医であっても、知識と技術さえあれば勤務可能な場合もある。ただ、もちろん診療所では治療困難な症例、例えば悪性が疑わしい腫瘍（悪性腫瘍切除術を行っている診療所は多くない）、全身療法を要すると判断した症例、診断困難な症例、皮膚疾患以外の疾患が隠れているかもしれない症例、内科的疾患が関連する症例、広範囲の熱傷などは、必要に応じて速やかに総合病院に紹介する。

21 美容皮膚科外来

INTRODUCTION

概要

　美容皮膚科外来は基本的に自由診療で行うものなので、医療行為による治療とは方針が異なることが多く、サービス業的な側面が強い。一部、保険診療と併設している施設もあるが、カルテ管理から全て別枠になっているため、保険診療と自由診療の線引きについては施設の経営方針や運用を事前に確認しておく必要がある。非常勤ではこれらの判断を医師主導で行うことは少なく、事前の問診などでスタッフによって分けられていることが多い。

　自由診療では、医療行為の内容や副反応の内容を患者が確認した後、金額提示から契約、処置へと進む。そのため、患者がそれらの医療行為を納得して受けるための説明が必要であり、説明不足は処置後のトラブルを招きかねないので注意が必要である。施設によっては説明にかけられる時間が制限されていることもあるので、関連する医療行為についての知識を整理しておくほうが望ましい。

勤務内容

　施設によって医師の実施する範囲は異なるが、主に患者に対して行う医療行為の説明、看護師が行う医療行為に準ずるものの管

理・監督が多い。一般的に看護師が行うにはリスクの高い行為（出力の強いレーザー、難易度の高い血管穿刺、炎症や皮膚トラブルなどの副反応の診断や治療）については、医師の判断の下に方針決定や自身で処置を行う。

 ## 給料面

時給5千〜1万円ぐらいが多い。施設や契約内容によっては歩合制となることもある。

 ## 勤務時間

施設の営業時間に準じるが、10〜19時が多い。基本的に完全予約制であるため、その日の混雑具合や行う内容について、勤務開始時に把握できる。昼食休憩は予約の混雑次第だが、大半の場合1時間程度はもらえる。

Practice

にきび

保険診療の皮膚科外来では行えない治療がメインとなる。抗菌薬を複数取り扱う施設もあるが、保険診療に比較して割高となるため、そちらは皮膚科外来の受診を勧めて、自由診療でないと受けられない治療を勧める。

薬剤としては海外の認可薬であるビタミンA類似薬の内服薬（イソトレチノイン）や肌環境を整えるための各種ビタミン製剤を処方する。ビタミンA内服は催奇形性に注意を要し、連続服用の制限があるため、管理が必要である。

自由診療では、にきびの原因となる皮脂の過剰分泌や皮脂溜りの炎症や感染を予防・改善するためにケミカルピーリングやマシンピーリングなど

の治療を行ったり、肌質改善やニキビ跡の治療のためにニードリング（ダーマペンなど）やフラクショナルレーザーを用いたりする。いずれも継続治療が必要であることを十分に説明し、半年から1年程度の治療期間が必要であることを事前に説明しておくべきである。

ほくろ・いぼ

保険診療の皮膚科外来では液体窒素による冷凍凝固術がメインとなるが、自由診療では炭酸ガスレーザーによる組織蒸散や皮膚全層切除が行われる。炭酸ガスレーザーは出力を調節して皮膚表層から真皮・皮下組織まで削り込みを行う。蒸散時に周囲組織にも熱傷様変化を起こすことと皮膚全層が欠損状態になるため、治療後は皮膚の再生を目的としてテープやデュオアクティブ®による保護が1～2週間必要となる。保護を行わないと瘢痕化による隆起や再生不良による陥凹が残ることになり、外見的にも目立ってしまうようになるため、注意が必要である。部位や大きさによっては全層切除を行うこともあるが、切開創（線条痕）が残ることを事前に説明しておく必要がある。なお、自由診療では生検を出すことはほぼないので、組織の良悪性の判断はできないことを事前に伝えておく。有棘細胞がんなどの悪性病変が疑われる場合は、保険診療の皮膚科に紹介するのも一考である。

シミ・肝斑

肌の色調変化は、特に女性において悩みになることが多い。原因は、外傷、反復する物理刺激、紫外線などの外的要因と、炎症、女性ホルモンなどの内因性要因である。メラニン濃度によるものであるため、これらをコントロールすることを考えて治療方針を決める。

治療についてはQスイッチレーザーによる照射（高エネルギーを利用した焼灼）が主に行われるが、熱傷管理のために1週間程度のテープ保護が必要となるため、出力を抑えたレーザートーニングとして広範囲に照射することもある。後処置が不要となる利点があるが反復しないと効果が出

にくく、肝斑では増悪する可能性があるため、注意が必要である。メラニン濃度を下げるための内服（多くはトラネキサム酸やビタミンCを中心とした複数処方）や外用（ハイドロキノン製剤）を併用すると効果が高く、患者の満足度を得られやすい。

　自身でレーザー照射を行う際には、失明の危険性を理解して眼球周囲への照射を慎重に行うことと出力の設定に注意する。使用する機械によって設定は異なるが、標準設定が決まっている施設が多いため、非常勤の段階では特に調節の必要はない。

しわ

ボトックス®治療

　顔面のしわについては、動的なものと静的なもので対処が異なる。表情筋の動きに伴うしわ（眉間、額、目尻など）についてはボトックス®治療が効果的である。

　ボトックス®には、神経筋接合部を麻痺させる効果がある。注射部位や必要量についてはマニュアル化されている施設が多いが、注射深度を間違えると複数の表情筋や神経を麻痺させてしまうため、注意が必要である。効果は4～6ヵ月程度で可逆性のあるものだが、社会生活上の不利益が大きくなるので手技については細心の注意を払いたい。

ヒアルロン酸注射

　静的なしわには、「骨格や筋肉の構造によるもの」と「動的なしわが繰り返された結果として固定化されたもの」がある。前者は美容皮膚科的に対処することは難しいが、後者についてはヒアルロン酸注射で改善させることが可能である。

　ヒアルロン酸はメーカーによって複数種あり、それぞれ粘度や持続期間が異なる。部位ごとにどの製剤を使用するかは決められている施設もあるが、医師ごとの好みもあり選択する必要がある。粘度の高いものは形態保持力が強くボリュームアップの効果が高く得られるが、皮膚の薄い部位や動きの大きい部位に使用するとヒアルロン酸による隆起が異物感を伴って

見えることがある。

　過量の注入に対してはヒアルロニダーゼというヒアルロン酸溶解製剤もあるが、部分的な溶解は難しく、注入した全てが溶解してしまうため過量注入には注意を払う必要がある。

そのほかの施術

　一部として肌の質感（水分保持量など）による小じわを気にして受診する患者もいるが、これらについては肌質の改善のために必要な施術を薦める。施設によって化粧品の取り扱いやレーザー・超音波・高周波機器などさまざまなものがあるため、事前に確認をしておくほうが望ましい。

たるみ

　侵襲の大きいものほど得られる効果が高く、美容外科ではフェイスリフトなどを用いることが多い。美容皮膚科としては吸収性の合成糸を原料とした糸によるリフトアップと皮下／脂肪／筋組織に対して超音波機器などで熱エネルギーを加え、引き締め効果によるリフトアップを目的とするものがある。

糸によるリフトアップ

　糸によるリフトアップは、「直接的な引き上げ効果を望むのではなく、糸を刺入する刺激による創傷治癒での引き締め、糸吸収後の瘢痕化による今後の進行予防的な効果を期待する」と説明しておく。効果を期待する患者には事前にきちんとした説明を行っておかないと、結果に対する患者の満足度が下がりクレームにつながることがあるため、注意が必要である。

機械を用いたリフトアップ

　機械を用いたリフトアップは侵襲が少なく、肌の質感の変化などで直近の効果を実感しやすいものであるが、適切に使用しないと表皮熱傷のリスクがある。また、効果の持続期間は3～6ヵ月程度とそれほど長くないので、反復する必要があることを説明しておくと患者の満足度が高まる。照射エネルギーが深部に到達するものの場合、運動神経や感覚神経に障害を与える可能性があるため、ある程度の神経走行を理解して照射を行うとト

ラブルを未然に防ぐことができる。

脱毛

　一般的には毛内のメラニン色素に反応させて熱障害を起こさせ、毛根や毛包内にダメージを与えるものである。エネルギー供与法として、レーザーや光を用いたものが主流である。照射を医師が直接行うことはほとんどなく、看護師が行う施設が多い。出力の設定についてもマニュアル化している施設が多いためトラブルになることは多くないが、まれに高エネルギーによる熱傷などの皮膚トラブルが起こるため、それらの対処を医師が行うことがある。熱傷に対しては軟膏塗布やガーゼ保護、炎症後色素沈着にはハイドロキノン外用などを処方して、経過を観察する。

美容注射

　さまざまな成分を静脈注射により注入するもので、混合ビタミン製剤などを、肝機能改善、美白効果、肌質改善など目的に合わせて使用する。静脈穿刺は看護師が行うことが多いが、刺入困難な場合は医師に依頼されることがある。医師としては事前カウンセリングで薬効の説明や内服薬との相互作用、副作用について説明を行う。一般的には水溶性ビタミンを中心とした製剤構成なのでトラブルは起きにくいが、高濃度ビタミンＣ注射やプラセンタ注射などは血圧低下やアレルギーなどが起こる可能性があるため、緊急時にはそれらの対処を行う必要がある。また、プラセンタ注射については、今後の献血や輸血について制限がかかることを事前に説明する必要がある。

ピアス

　ピアスの刺入については、耳介などのピアスガンを用いる部位は看護師が行う施設が多いが、耳介軟骨や臍部などの特殊部位は局所麻酔下での直接刺入が必要なため、医師が行うことが多い。刺入自体は難易度の高いものではなく、皮下組織より深部の筋肉や血管／神経を損傷しないように気

をつければよいが、位置の左右差やピアスの角度について、本人の希望と異ならないように注意する。

　処置後の感染などで再診する場合は、感染創の処置を適宜行う。基本的にはピアス抜去後に洗浄を行い、軟膏塗布などで創治癒を目指す。再刺入については、数ヵ月後に創部が安定していれば同部位であっても可能であることを説明する。

まとめポイント

　保険診療ではある程度の効果や副作用などが予測できるため、効果不足や副作用により患者の不利益があっても大きなトラブルになることは多くない。

　一方で、自由診療では冒頭にも書いた通り、サービス業としての側面から効果不足や社会生活上の不利益を患者側が受けた場合、金銭的な補償問題へと発展しやすい。一般的に治療費用が高額であるため、患者が期待する効果が得られなくて満足度が低いと、事後の申し出が多くなる傾向にある。また、患者の要望に対して適切な方針を示さずに治療や施術を行うと、事後に「聞いていない。聞いていれば、やらなかった」となるため、インフォームドコンセントの観点から事前カウンセリングでメリットとデメリットを説明する必要がある。一部、実験的な治療法も含まれるため、EBM（Evidence Based Medicine）の観点では説明しにくいことも多く、正直に話しすぎると患者が興味を持たずに治療や施術を受けない方向に進むため、カウンセリングではそのさじ加減が重要となる。

　保険診療と違って、非常勤の立場でも施設の利益を第一に考えなければならないため、いかに患者に興味を持たせるかが大事になる。一方で、短期的に利益を大きく上げても、患者の信頼を損

なう行為をなすと長期的な面で客足が遠のき、結果的に利益を損なうことになるため、施設ごとの方針を確認して業務に取り組むことが望ましい。

　美容系医療では、保険診療とは目指しているものや考え方が大きく異なるため、非常勤として勤務する場合も「普段とは違う」と意識して取り組んでいただきたい。

22 AGA

INTRODUCTION

📄 概要

　少しコアにも思えるが、意外と案件が多いのが AGA 関連クリニックである。大手美容クリニックが提供する医療の一つというケースもあるが、AGA 治療のみを行う専門クリニックもかなりの数がある。内容は多少の差異はあるが、一般的な問診、内服薬の処方・説明、頭皮へのメソセラピーや HARG 療法（いずれも頭皮への薬剤の注射）などである。診療開始は少し遅めで、午前10 時前後が多く、終了時間も少し遅めの午後 19 時前後であることが多い。スポットバイトもあるが（この場合は問診のみであることが多い）、薬剤の説明や注射手技があるため、クリニックと契約をし、希望シフトを出せる非常勤のような形態での勤務となることもある。

※皮膚科領域での抜毛治療と、美容領域（自由診療）での抜毛治療は完全に異なるので、注意が必要である。例えば、円形脱毛症の治療などは AGA 治療の適応外である。

勤務内容

　主な勤務内容は、一般的な問診（既往歴やアレルギーの確認など）、治療薬の処方（患者に応じた調整などではなく、処方する

権限のために在籍しているような形態であり、処方する内容はあらかじめ決まっている）、血液検査結果チェック、薬の説明（薬効、副作用など）、頭皮へのメソセラピー、HARG 療法などである。空いている時間は自分の時間としてほかの作業を行えることがほとんどである。

　手技としては、頭皮への注射、採血が求められることがある。クリニックによっては、手技が不要なところもある。

※頭皮を確認して診断をつけるということは、我々医師は行わない。

※円形脱毛症の疑いがあったとしても、「円形脱毛症ですね」と言ってはいけない。その診断を下すのは皮膚科である。

※実際に頭皮を診るのはスタッフであり、我々医師が患者の頭皮にスコープをあてて診ることは基本しない。

 ## 給料面

　時給の相場は 1 万円、交通費支給はクリニックおよび採用形態次第と思われる。休憩除く 8 時間の勤務で、ほとんどフリーのようになる日もあれば、予約が埋まっており、少しの空き時間が繰り返されるようなスケジュールの日もある。予想される通り、大都市圏は予約が混雑していることが多い。

 ## 勤務時間

　1 回あたりの勤務時間は 9〜10 時間で、休憩が 1〜2 時間の設定とされ、合計で 8 時間勤務となるケースが一般的である（ここから控除されるため、実質は時給 1 万円より低いが）。診療開始は少しゆっくりめで、午前 10 時前後が多く、終了は午後 19 時前後であることが多い。

問診

　新規で来院された患者に対し、最初に医師が問診を行う。事前に用紙に記入していただくため、用紙に基づいて再度確認する形で行う。漏らさず確認すべき事項は、既往歴および併存疾患、アレルギー、内服薬である。さらに忘れず確認していただきたいのが、病院から処方されているもの以外の内服である。市販のサプリメントや内服薬などは、患者からは言わないケースが多いので、こちらから聞く必要がある。

[発毛に関する処方]

　発毛に関する処方内容は、大きくは以下の3種類がある。

①発毛作用があるとされるミノキシジル

②脱毛予防作用があるとされる（男性においては）フィナステリド（プロペシア®）やデュタステリド（ザガーロ®）など、（女性においては）スピロノラクトンなど

③微量栄養素を補うビタミン群など

　絶対禁忌となる疾患はないものの、①②（特に①）に関して、心疾患、中枢神経疾患、高血圧、糖尿病、肝疾患、腎疾患、甲状腺疾患がある場合、主治医への確認が必要となることもある。そのため、やはり既往歴を含む問診が重要となる。

血液検査チェック

　血液検査は、内服開始前と内服開始1ヵ月後の2回行う。

　項目は、一般的な血算、生化に加え、感染症、男性の場合はPSAを確認する。注意して診るべき項目は、肝機能（AST、ALT）また、腎機能（Cr）、電解質（特にNa、K）、感染症がないか、男性の場合は内服開始前のPSA値、である。

　内服薬が肝代謝であること、内服に伴う電解質異常の出現の可否、スピ

ロノラクトンは Na-K チャネルに作用し高 K 血症を招く可能性がある、フィナステリドは PSA 値を半減させる（患者の開始以前の数値を把握しておく必要性）、などの理由から、最低限上記だけは必ず確認する必要がある。異常値があれば、再検査や近医へ精査目的での紹介を行う。

補助説明（全体の説明、薬の説明）

　契約が決まった方に対して、全体を通した説明や、薬の作用機序および副作用の説明を行う。一通りの説明（診断〈頭皮スコープを用いた評価〉、契約の説明、薬の説明など）はすでにスタッフが行っているため、簡易的な補助説明となる。

全体を通した説明

　具体的な説明内容は、「診療区分が保険診療ではなく自由診療に該当すること」や「申し込んでいただいた契約の返金や返品についての注意事項」「施術後の注意点」「個人情報保護について」などである。

薬の説明

　薬の作用機序や副作用については、クリニックが説明すべき用紙を用意しているため、用紙に沿って説明していけば問題はない。クリニックの方針として、説明すべき内容や説明の仕方などは方針が決まっているため、個々の独自性を出さず（出すとかえってトラブルになることがある）、形式に沿って行うことが大切である。

　患者は、こちらがアルバイト（専門科が AGA や皮膚科領域ではない）だと認識している方はほとんどおらず、突っ込んだ質問をされることがときにあるが、わからない場合には、適当な回答をせず、「確認して、後日お伝えします」と対応することが望ましい。また、「専門ではないので、くわしくはわからないです」といった回答も患者がクリニックへ不信感を抱く原因となるため、その回答も適切ではない。「アルバイトなのでわかりません」は、もってのほかである。患者から、「さっきのスコープでみた状態では、どこがよくないのですか？」や「円形脱毛症なのですか？」などと、この場で聞かれることがあるが、「診断はここではつけられない

ですが、その可能性もあるかもしれません」などと、うまく逃げる能力が必要である。

　円形脱毛症、がん、重篤な心疾患や精神疾患の既往などがある場合は、そのまま治療介入ができないことが多く、かかりつけ医に診療情報提供書を記載し、治療介入の可否を伺うようクリニックでも取り決めがあるところが多い。

　また、上述したミノキシジル内服に関しては国内未認可であるため、その説明もクリニックが用意した説明用紙に沿って形式的に行う。

診療情報提供書の記載

　こちらは、クリニックの方針で定型文があるため、スタッフが状況に応じて作成してくれる。医師は作成されたものを確認し、不備があれば修正し、なければそのままサインをするのみである。加えてカルテ記載をすることを忘れずに。

手技

採血

　看護師のいるクリニックであれば、看護師が行うことが普通である。しかし、看護師不在のクリニックや混雑している状況下では、医師にも依頼が来ることがある。院の性質上、血管が細い患者の比率は少ないが、なかにはやはり採血しづらい患者もいる。問題なのは、医師は自分しかいないことである。「手を変える」ということができないので、本当に血液検査が難しいときは、次回来院時に、別の医師にしてもらうこととなる。患者との関係性をうまく築いておかないと嫌な顔をされやすいので、その点は注意が必要である。

頭皮への注射療法

　注射で使用する薬剤の調合についても、クリニックによるが、看護師がいれば看護師、不在であれば医師が行うのが一般的である。練習の機会はなく、簡単な指導を受け（紙面での確認だけの可能性もある）、その後は本番である。

消毒し、冷却された金属で局所を冷やし、皮下 2〜3mm の位置（硬い場合は、さらに刺入し、場所によっては頭蓋骨に当たることもある）を目安に、1ヵ所に約 0.3mL 程度の薬液を注入する。使用する針は 30G であり、うまく冷却できれば刺入部痛は除去できるが、薬液注入時の鈍痛は除去するのが難しい。そのため開始時には、患者に流れをしっかりと説明しながらすると、患者が安心し「痛い」と言われることが少ない。薬剤の種類、量はクリニックによるが、ミノキシジルが中心で、注入薬剤は 2 種類前後、合計で 4〜5mL 程度である。

一般的には、患者 1 人の施術時間枠は 30 分で用意されていることが多いため、1 人にかけられる時間は 10〜15 分程度であり、慣れないうちは難渋することもある。

アナフィラキシー対応

起こりうる確率は相当低いが、頭皮への注射療法を受けている場合には、アナフィラキシーなどが生じる可能性はゼロではない。院にはアドレナリンや酸素マスクが常備されているが、医師は 1 人で、そのほかの全スタッフが医療従事者でないこともある。一般的なアナフィラキシーショックへの対応は、できるに越したことはないだろう。焦らずに、まずは、A、B、C を確認し、必要であればアドレナリン筋注、酸素投与、末梢静脈路確保、救急要請を行う。

> ### まとめポイント
>
> 比較的、勤務中に自分の時間がとれるバイトである。実働時間を考慮すると、対時間効率はよいかもしれない。いわゆる脱毛医療や美容医療の問診バイトと違い、クリニックの募集によっては注射や採血手技が入ってくるので、その点が苦手ではない医師にはオススメのバイトである。

23 泌尿器科外来

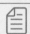 概要

　泌尿器科をメインとしている病院では、昔の名残で皮膚科も併診していることが多い。皮膚科疾患の診察に自信がない場合は、前もって調べておいたほうがよいと思われる。同じ開業医であっても、患者数が1日20人程度の病院もあれば100人以上の病院もある。また、加齢に伴い罹患率が著明に増加する疾患が多い分野であるため、患者のほとんどは60歳以上と高齢である。

 勤務内容

　患者の大部分は、排尿に関連する症状で受診するか、腎瘻、膀胱瘻、膀胱留置カテーテルなどの定期交換の患者である。

　主にできる検査としては、尿検査、尿細胞診、尿培養、血液検査、エコー、尿流測定、膀胱鏡、X線撮影であり、CTやMRIが必要なときは他院に依頼することが多い。病院によっては、開業医であってもPSA高値の患者に対し前立腺生検をしていることもある。

　ほとんどの患者は薬物治療で経過を診るが、大きい尿路結石や悪性腫瘍が疑われる場合は手術ができる病院に紹介する。また、感染などで全身状態が悪い患者は、入院可能な病院に緊急で紹介

する。

 給料面

地域によって異なるが、だいたい時給1〜2万円＋交通費。

 勤務時間

午前または夕方の外来を3時間程度行うことが多い。

PRACTICE

下部尿路機能障害

問診

　問診にて、①蓄尿症状（頻尿、尿意切迫感など）か、②排尿障害（尿勢低下、残尿感など）かを確認する。原因として多いのは、前立腺肥大症、過活動膀胱、神経因性膀胱である。それ以外の症状として排尿時痛がある場合は、尿路感染や間質性膀胱炎などの他疾患を検討する。

検査

　検査は主に、排尿記録、エコー、尿流測定、残尿検査を行う（※50歳以上の男性の場合は血液検査にてPSAも測定する）。

排尿記録

・排尿記録にて1日尿量、尿回数、最大1回尿量を把握し、多尿（24時間尿量が40mL/kg体重以上）、夜間多尿（24時間尿量の内、夜間の尿が3分の1以上を占める）の有無を確認する。多尿、夜間多尿を認める場合、飲水過多、アルコール、カフェイン摂取の確認を行い、それらを認める場合は飲水量を調整してもらう。それでも改善しない夜間多尿には心不全，降圧が不十分な高血圧，慢性腎臓病，睡眠呼吸障害などの可能性を考慮する。可能性があると判断された場合には各領域の専門医へ

221

紹介する。心不全、降圧が不十分な高血圧、慢性腎臓病、睡眠呼吸障害などの可能性がないと判断された場合には、男性の場合デスモプレシン（ミニリンメルト®）を使用できる。

エコー

・エコーにて尿路に異常がないことを確認し、男性の場合は前立腺体積も測定する（前立腺肥大症の明確な定義はないが前立腺体積が 20-30mL 以上とすることが多い）。

尿流測定

・尿流測定の最大尿流率は、青壮年の場合一般的に男性では 15mL/秒、女性では 20mL/秒以上を正常とするが、高齢者では明確な基準はない。

残尿検査

・残尿検査で残尿量測定する（正常は 50mL 以下）

治療（薬物療法）

以上をもとに、薬物による治療を実施する。

男性の排尿障害の場合 [1]

前立腺部尿道の緊張緩和目的で、α1ブロッカー（シロドシン〈ユリーフ®〉、タムスロシン〈ハルナール®〉、ナフトピジル〈フリバス®〉、ウラピジル〈エブランチル®〉）を使用する。前立腺体積が 30mL 以上の場合、前立腺を縮小させる目的で、5α還元酵素阻害薬（デュタステリド〈アボルブ®〉）をα1ブロッカーと併用できる。

男性の蓄尿障害の場合 [1]

男性の蓄尿障害の場合も、排尿障害の場合と同様に、α1ブロッカーを使用する（蓄尿症状も改善させる作用がある）。それでも改善ない場合、残尿少量（50 mL 未満）ならば過活動膀胱を併発していると診断し、$β_3$ 刺激薬（ミラベグロン〈ベタニス®〉、ビベグロン〈ベオーバ®〉）や抗コリン薬（フェソテロジン〈トビエース®〉、ソリフェナシン〈ベシケア®〉、プロピベリン〈バップフォー®〉、イミダフェナシン〈ウリトス®〉など）を使用する。初めから$β_3$刺激薬や抗コリン薬を使用することも可能であるが、尿閉のリスクがあるため残尿が少ない場合のみとする。

女性の排尿障害の場合 [2]

α1ブロッカー（エブランチル®のみ保険適用）を使用する。それでも改善しない場合は、コリンエステラーゼ阻害薬（ジスチグミン〈ウブレチド®〉）やコリン類似薬（ベタネコール〈ベサコリン®〉）を使用してみる。

女性の蓄尿障害の場合 [2]

残尿が100mL未満であれば、β3刺激薬（ベタニス®、ベオーバ®）や抗コリン薬（トビエース®、ベシケア®、バップフォー®、ウリトス®など）を使用する。残尿が100 mL以上のときは、排尿障害の場合と同様の治療を行う。

尿閉の場合

男女共に、尿閉の場合は、上記の排尿障害の治療と同時に、可能であれば自己導尿を開始する必要がある。高齢、認知症などで自己導尿が困難な場合は、膀胱留置カテーテルを検討する。

血尿 [3]

血尿の原因として、尿路上皮がん、腎がん、前立腺肥大症、尿路結石、出血性膀胱炎などがある。

健診などの尿検査にて顕微鏡的血尿を認めて受診した患者には、尿培養、尿細胞診検査、腎膀胱エコーを行う。喫煙歴や肉眼的血尿の既往がある場合には膀胱鏡を考慮してもよい。肉眼的血尿で受診した患者には、尿検査、尿培養、尿細胞診検査、腎膀胱エコー、造影 CT、膀胱鏡を適宜行う。

悪性腫瘍や大きな尿路結石が疑われた場合は、手術可能な病院に紹介する。また、"赤血球円柱"や"変形赤血球"など糸球体性血尿を疑う場合は、速やかに腎臓内科へ紹介する。

まとめポイント

　まずは本人が何に困っているかに重きを置く。そして、それに引き続き検査を行い、客観的な根拠をつかみながら器質的疾患を除外していく。疾患の種類自体はそれほど多くないため、安易に投薬するのではなく、何が必要な病態かを適切に判断したうえで最善の処方をするようにしたい。

引用・参考文献
1) 日本泌尿器学会編. 男性下部尿路症状，前立腺肥大症診療ガイドライン. 東京，リッチヒルメディカル，2017，2-165.
2) 日本排尿機能学会／日本泌尿器学会編. 女性下部尿路症状診療ガイドライン. 東京，リッチヒルメディカル，2019，2-208.
3) 血尿診断ガイドライン編集委員会編. 血尿診断ガイドライン. 東京，ライフサイエンス出版，2013，2-78.

24 精神科外来

 ## 概要

　プライマリケアでは、身体不調を訴えて来院した患者から精神疾患の罹患が発見されるケースはしばしばある。統合失調症、うつ病や双極性障害などの気分障害、パニック障害、社交不安障害、身体表現性障害などの神経症性障害が中心となるが、パーソナリティ障害や発達障害の併存、摂食障害やアルコールなどの物質依存がみられることもあり、押さえておくべき病態は多岐にわたる。

　なかでも近年増加傾向にあるうつ病患者の診断、初期治療は、どの科に進む医師にとっても必須と思われる。精神科の基本診察では限られた時間内で、必要な問診、検査、診断、治療を行うことが求められる。

 ## 勤務内容

　総合病院、精神科単科病院、精神科クリニックでの診察業務。

 ## 給料面

　大都市圏では、平日9〜17時の間の時給相場は1万円だが、精神科への受診が地域の総合病院に集中している地方都市や、都市圏でも1時間に8〜10人またはそれ以上の診察人数を要求さ

れるケース、さらに往診専門で展開しているクリニックなどでは時給1万5千円程度で募集されている場合がある。平日17時以降や土日祝の診察業は、平日と比べて10〜25％高単価で求人されていることも多い。

 勤務時間

　総合病院や精神科単科病院では、平日9〜17時（休憩1時間）、土曜日9〜12時が一般的であろう。精神科クリニックでは、平日・土日祝を問わず、各々のクリニックの開院時間（おおむね9〜20時）のうち、勤務可能な時間帯として融通が利くことは多い。

PRACTICE

初診のポイント

　精神科の場合、医師が診察する前に、精神保健福祉士や公認心理師によるインテーク（問診）が行われることがある。主訴、現病歴、生育歴、家族状況、生活状況、既往歴、他院への受診歴などについて聞き取りがなされた上で、それらの情報を基に医師が初診を行う。インテーク情報がない場合は、あらかじめ前述の聞き取りポイントを押さえておくことが望ましい。

　これら病歴と共に、精神科では病識の有無について見極めることも重要事項であり、「病識がない」または「病状を否認する」といったことは、病気の一つの症状として捉えて対応すべきである。必要があれば、簡単なスクリーニング検査を実施する。

　初診時の診察時間としては30分が目安となる。

再診のポイント

　それまでの治療歴や診察時での注意点などは、前もってカルテを見ておくか、従来の主治医より引き継ぎを受けておくことが大切である。通常の再診の時間は5〜10分程度が目安となる。従来の主治医から交代して初回の診察では、信頼関係構築のための対話を優先し、処方内容については、2回目以降に変更したほうがベターである。

診察で確認すべきことと求められる姿勢

　以下、診察で確認すべき事項を列挙する。

生活リズムの状況を確認する

　最も重視するのは睡眠状態であり、患者が求めるリズムと質が得られているかを、まず確認する。もし睡眠が十分でなければ、すぐに睡眠薬を処方するのではなく、バランスのよい食事、日中の活動量や運動習慣、カフェイン、タバコやアルコールなどの嗜好品、PCやスマートフォンなどの電子機器の使用状況など、患者の1日の生活を思い浮かべながら規則正しい生活リズムが保たれているかを共有し、改善点について助言することが望ましい。

　そして、その助言は決して教科書的な指摘ではなく、実際に生活習慣を変える患者の意志に寄り添い、実現可能なものを一つずつ一緒に決めていくものでなければならない。その上で、患者自身の取り組みだけで改善が難しいと判断すれば、十分に病状説明を行い、必要な薬物治療を開始する。

不安なこと、困っていることはないかを確認する

　患者に上記のことを尋ねると、「大丈夫です」と返ってくることも多い。そういう場合でも、生活全般の変化の有無や以前にカルテ記載がある患者の心配事などを尋ね、気分転換となる趣味を楽しめているかを確認し、日々信頼関係を少しずつ築くよう努める。もちろん患者自ら、家庭、職場、人間関係など、ライフイベントを通して感じている不安なこと、困っていることを話し出した場合はしっかり傾聴することが望ましく、気になる症

227

状や服薬について質問された場合、たとえ患者が医学的に誤った理解や主張をしたとしても、患者の不安に共感し、平易で丁寧かつ正確な説明が必要とされる。

基本的に傾聴と助言

先にも述べたように、診察場面は「傾聴」が基本となる。「傾聴」とは、患者の語る言葉を否定せず、「なぜそう考えるようになったのか？」「どうして病気を患うまでに至ったのか？」と興味、関心を持って耳を傾けることであり、時に患者が沈黙したり、話す内容が迂遠であったりするが、話を割らずに待つことが大切である。

病状によっては、思考力や自信が低下した患者から就職、退職、結婚、離婚といった人生に関わる大きなイベントへの判断を求められることもある。そのような場合は、その不安を受容、共感した上で、そういった大事な決定を医師に委ねてしまう状態自体が病状である旨を穏やかにフィードバックし、健康の回復に対して必要なことに助言は留めることが肝要である。

患者によって経過はさまざまではあるが、時間がかかったとしても病状が回復し、再び重要な決断を患者自身ができるようになるまで寄り添うことが、精神科に携わる医師の努めとなろう。治療に必要な時間が身体科よりも長くなる可能性を、なるべく初診から数回以内に伝え、患者と都度、回復目標、達成度を共有し、その内容に齟齬が生じないようカルテ記載を行っておくことも必要である。

うつ病の診断・治療

うつ病の診断

本邦では2011年より、厚生労働省の医療計画にこれまでの4大疾病に加え「うつ病」が追加された。またWHOの発表では、2015年の時点でうつ病の患者は全世界で3億2200万に上り、罹患率は全人口の4%とされ、2005年から約18%増加した[1]。今後も患者の増加が見込まれ、プライマリケアでしっかりと診断できるようになっておくべきであろう。

診断基準には、国際疾病分類（ICD-10）の「精神および行動の障害」の項目や、米国精神医学会より刊行されている「DSM-5 精神疾患の分類と診断の手引き」を用いることが一般的だが、スクリーニング検査としては、「二質問法（Whooley questions）」[2] が有名である。

　具体的には、以下のうち、どちらか一つまたは両方当てはまる場合にうつ病を疑う。

[二質問法]

▶ 「この1ヵ月間、気分が沈んだり、憂うつな気持ちになったりすることがよくありましたか？」

▶ 「この1ヵ月間、どうしても物事に対して興味がわかない、あるいは心から楽しめない感じがよくありましたか？」

　この質問法は、高い感度があることが確認されている。スクリーニングにてうつ病の可能性が考えられ、重症度評価を行う場合は、厚生労働省のホームページからダウンロード可能な「日本語版自己記入式・簡易抑うつ症状尺度（Quick Inventory of Depressive Symptomatology：QUIS-J）」などを用いることが望ましい。

うつ病の治療

　うつ病の治療ガイドラインについては、日本うつ病学会のホームページから閲覧可能であるため、治療を行う場合は一読することをお勧めする。

　一般的には、うつ病の治療は最低でも数ヵ月にわたるといわれ、モノアミン仮説に基づいた薬物療法が中心となり、抗うつ薬は副作用の問題がなければ寛解後4〜9ヵ月、またはそれ以上の期間、急性期と同用量で維持すべきとされている。睡眠薬、抗不安薬は、後述するベンゾジアゼピン系の依存性の問題があるため、各々の症状に合わせ内服する期間や効能、リスクなどを患者と共有することが望ましい。

　また、薬物療法のほかにカウンセリングも併用すると、治療の効果が上がることもある。

手に負えないと思ったら上級医・専門医に相談する

　精神科領域の診療は、病状のみならず、生活、家族、仕事と、さまざまなマネジメントを求められ、豊富な知識と経験が必要となる。勤務する医療機関が違えば、提供できる医療体制も異なり、対応もいろいろである。患者のマネジメントがうまくいかず、医師個人が自身の限界を感じることもしばしばだが、一人で問題解決をしようと奮起してリスクを冒すことよりも、上級医や専門医に相談して問題解決を図るほうが、患者の有効な治療にも結びつきやすいのは確かであろう。

　以下、他科の医師が精神科専門医への紹介をすべきポイントについて列挙しておく。

[精神科専門医への紹介をすべきポイント]

▶ 診断に苦慮する場合

▶ SSRI、SNRI、Sulpiride を投与しても症状が改善されない場合

▶ うつ病が重症の場合

▶ 産後うつ病

▶ 躁状態

▶ 希死念慮が強いうつ病

ベンゾジアゼピン系の使用は最低限に留める

　抗不安薬や睡眠薬の中心を担ってきたベンゾジアゼピン系薬の投与は、依存、ふらつきや転倒、健忘など、さまざまな副作用がみられ、その使用が長期にわたることは避けるべきである。海外では、50 歳以上の睡眠薬の長期服用患者における認知症発症リスクが約 2.3 倍であったとの研究[3]や、65 歳以上を対象とした睡眠の質についての調査で睡眠薬を年に 60 日以上内服する患者で将来的な認知機能低下の可能性[4] が示唆されている。

　これら副作用の問題を背景に、本邦では平成 30 年の診療報酬改定で「向精神薬処方の適正化」と表題され、抗不安薬および睡眠薬の 4 種類以上の処方は減点対象となった。すでに長期に投薬されている患者についても減

薬法のガイドライン[5]が作成されており、内服量の4分の1量ずつ1~2週間の間隔をおきながら緩やかな減薬することが望ましいとされている。

近年、乱用や転売の目的で、抗不安薬や睡眠薬の入手を企てて医療機関を受診するケースも社会問題となっている。この点からも処方は最低限に留めておくべきである。

まとめポイント

通常の診察時においては、症状の有無、睡眠を中心とした生活状況、不安なこと、困っていることがないかについて確認する。特に患者数が増加傾向にあるうつ病については、二質問法でスクリーニングを行い、重症度を評価した上でガイドラインに沿った治療を行うことが望ましい。また安易な抗不安薬や睡眠薬の投与は避け、最低限に留める必要がある。近年では睡眠のコントロールにメラトニン受容体作動薬やオレキシン受容体拮抗薬を選択肢に置くことも求められている。

引用・参考文献
1) 日本経済新聞. うつ病患者、10年で18%増　早急な対策必要とWHO（2017年2月25日）. https://www.nikkei.com/article/DGXLASDG25H48_V20C17A2000000/（2022年6月閲覧）
2) Whooley, MA. et al. Case-finding instruments for depression. Two questions are as good as many. J Gen Intern Med. 12 (7), 1997, 439-45.
3) Chen, PL. et al. Risk of Dementia in Patients with Insomnia and Long-term Use of Hypnotics: A Population-based Retrospective Cohort Study. PLoS One. 7 (11), 2012, e49113.
4) Virta, JJ. et al. Midlife sleep characteristics associated with late life cognitive function. Sleep. 36 (10), 2013, 1533-41.
5) 三島和夫（睡眠薬の適正使用及び減量・中止のための診療ガイドラインに関する研究班）編. 睡眠薬の適正使用・休薬ガイドライン. 東京, じほう, 2014, 220p.

25 コンタクトバイト

INTRODUCTION

概要

　コンタクトバイトは、コンタクトレンズ装着を希望する患者に対して、診察と処方を行うバイトのことである。コンタクトレンズ診療に加えて一般眼科診療も担当する場合は基本的に眼科医しか勤務できないが、コンタクトレンズ診療と処方だけであれば非眼科医でも勤務できることはある。眼科領域の診療は非眼科医にとっては手の出しにくい分野ではあるものの、コンタクトレンズに限っていえば決して難易度が高いバイトではないため、比較的人気のバイトといえる。

　コンタクトレンズ希望の患者に対して診療とコンタクトレンズの処方を行うが、何か症状があって受診しているわけではないため、基本的には異常がない場合がほとんどである。処方のみの場合は眼科医でなくとも勤務可能と思われるが、処方のみとは言い切れない場合も多く、細隙灯顕微鏡を用いた最低限の診療を行えることが望ましい。難易度は高くはないが、慣れていないと操作は難しいので、眼科医でなければ事前に学んで練習をしておく必要がある。

勤務内容

　コンタクトバイトは、コンタクトレンズショップに併設された眼科内で行う場合が多い。コンタクトレンズ希望の患者に対して、まず医師が診察を行い、そこで「コンタクトレンズ処方にあたって弊害となる事項がないか」を問診と細隙灯を用いた診察で確認していく。その後、スタッフによって適切なコンタクトレンズの種類や度数などが選定され、「実際にそのコンタクトレンズが眼にフィッティングしているか」の診察を再度、医師が行い、問題がなければ処方し、問題があれば再度コンタクトレンズの選定をやり直す、という流れである。レンズが決まったらスタッフが処方箋を作成するので、医師は署名のみ記載して、一連の流れは終了となる。

　患者は若年者が多いが、矯正視力不良や異常所見を認める場合は、眼科へ紹介する必要がある。患者数は数人〜10人前後であるが、一般眼科診療も行う場合は50人を超えることもある。

　また、一般眼科診療も行う場合は眼科医でないと事実上不可能と思われるため、ここでは割愛する。よって、非眼科医がコンタクトバイト案件に応募する際は、一般眼科外来も担当するかどうかのチェックは必須である。

給料面

　基本的には1時間1万〜1万5千円程度であり、比較的やや高単価な印象である。

勤務時間

　コンタクトレンズ診療のみであれば、午前もしくは午後の3

時間程度と比較的短時間であることが多い。一般眼科診療も行う場合は、午前中もしくは午後の半日、もしくは1日が一般的である。

PRACTICE

最初の診察

コンタクトレンズを初めて使用する患者、もしくは使用中の患者の診察を行う。まず、コンタクトレンズを装用していない状態で診察を行う。基本的に、コンタクトレンズを今から処方することができない人を除外するための診察であり、ざっくり、①すでに何らかの眼の症状がある人と、②明らかな眼の充血がある人の2つに分けられる。

"すでに何らかの眼の症状がある人" の除外

基本的にコンタクトレンズの装着を希望して来院している時点で、現在進行形の眼症状があることは常識的に考えて少ないといえるが、軽微なものであれば訴える可能性がある。原則として、症状が強ければその日のコンタクトレンズ処方は中止し、まずは一般眼科外来で受診してもらうよう説明する。眼乾燥感の訴えがある場合はフルオレセイン染色を積極的に実施し、涙液層破壊時間（BUT）の短縮や角結膜に傷がついていないかを確認し、異常があれば眼科外来で受診していただくよう説明する。

"明らかな眼の充血がある人" の除外

まず肉眼的に見て明らかに眼球結膜の充血がある場合も、その日のコンタクトレンズ処方は断念するべきである。肉眼的に判断ができなくても、細隙灯顕微鏡を使用して判断がつく場合もあるため、実際にはここで診察できることが重要となる。全ての患者に対して細隙灯顕微鏡を用いて、眼球結膜の充血をはじめとした、角膜、結膜、眼瞼にそれぞれ異常がないかを確認していく。その方法に関しては事前に学習しておき、可能であれば

機械自体の扱い方を実際に眼科医から学んでおくことをオススメする。また眼底検査は、コンタクトレンズ希望の患者に対して要求されることはまずない。

レンズの種類や度数の決定

次に、コンタクトレンズの種類や度数などを、スタッフ主導の下、決めていく。そのため、このプロセスに医師が関わる必要はない。またコンタクトレンズの種類にはソフトコンタクトレンズ（以下、SCL）とハードコンタクトレンズ（以下、HCL）があり、95％程度の人はSCLを選択すると考えてよい。

レンズを装着した状態での再診察～処方

コンタクトレンズが選定されたら、患者がレンズを装着した状態で再度、診察を行う。

ここでも先ほどと同様に、「装着してから眼の症状がないか」が一番大事である。装着して何か症状があれば継続して使用することの妨げになるため、ほかのものを選び直す必要が高まる。

次に、そのコンタクトレンズが"ベストフィッティング"しているかどうかは細隙灯顕微鏡を使用して確認する必要があるが、SCLの場合、症状が特になければそのまま処方してもよいとされる場合もある。HCLの場合は、その細隙灯顕微鏡を使用した確認作業は必須であり、SCLの場合よりも難易度が高まるため、非眼科医にとっては少し難しい場合も多い。

ほとんどの人が選択するSCLの場合、細隙灯顕微鏡を再度使用して客観的にフィッティングがベストかどうか確認できればベターであり、その場合は以下の項目に留意すべきである。

▶ 細隙灯顕微鏡で再度フィッティングを確認する際の留意点（SCLの場合）

・レンズが角膜の同心円上にあること
・まばたきしたときに、適度に上下に動くこと。全く動かない場合や、動

き過ぎるのはダメ

・レンズの下に気泡が入っていないことと、しわが寄っていないこと。気泡やしわがあるということは、「カーブが合っていない」という意味になる。

　フィッティングに問題があれば、問題点をスタッフに伝え、スタッフが新たなコンタクトレンズを選択した後、再度フィッティングを確認する。フィッティングが適切になるまで、トライアンドエラーを繰り返す。

処方と署名

　上記を経て、処方するコンタクトレンズが決まったら、実際に処方し、署名を行う。

ベストフィッティング

　以上は、非眼科医がコンタクトバイトを行う際に、最低限抑えておくべきポイントとなる。以下は、前述した"ベストフィッティング"に関して、SCL と HCL に分けてもう一歩踏み込んで説明していく。

SCL の場合

　装用感、乾燥感などの自覚症状も考慮して、ベストフィッティングを目指す。

正面視での確認

　まず、正面視で、「SCL が角膜の中央に位置し、角膜全体を覆っているか」を確認する。SCL と角膜が、ほぼ同心円上にあることがベストである。SCL が上眼瞼でわずかに持ち上げられる程度であれば許容範囲内であるが、SLC の下端が角膜輪部を越えて角膜の内側まで引き上げられる場合は、角膜障害を起こすことがあるので注意を要する。SCL が上方に引き上げられる原因としては、上眼瞼結膜に巨大乳頭がある場合が多い。

　コンタクトレンズのベースカーブ（BC）と角膜曲率の関係から、BC が角膜曲率より小さい場合を"スティープ"、BC が角膜曲率より大きい場合を"フラット"、BC と角膜曲率が同じ場合を"パラレル"という。SCL が下方にずれる場合や、エッジがたわんで浮き上がる場合は、「"フラット"

フィット」である。SCL と角膜の間に気泡があり、瞬目をしても気泡が
SCL の外に移動しない場合は「"スティープ"フィット」である。

上方視・下方視・側方視での確認

　次に、上方視や下方視、側方視をしたときの、SCL のズレを確認する。
SCL が大きくずれる場合は、BC を小さくするか、レンズのサイズを大き
くする。SCL の動きについては、上方視、下方視、側方視や瞬目によって、
適度な動きがあるかを確認する。上下方向に 0.25～0.5 mm 程度動きがあ
ればよい。動きが少ない、または、ない場合は、「"タイト"フィット」で
あり、逆に大きく動く場合は「"ルーズ"フィット」である。また、SCL
のエッジが角膜輪部上方の球結膜の血管を圧迫しているようなら、「"タイ
ト"フィット」である。

HCL の場合

　必ずフルオレセイン染色を行い、フィッティングの評価を行う。

　基本的には、HCL を角膜のなるべく広い領域にパラレルに接触させる
ことが重要である。目指すべき HCL のフィッティングは、「レンズが正
面視で角膜中央」にあり、「フルオレセインパターンがパラレル」で、「レ
ンズの周辺部デザインが角膜形状に適合している」ことである。

　また、「瞬目によるレンズの動きがスムーズ」で、「効率のよい涙液交換」
が行われ、「レンズのくもりや異物感が少ない」ことも重要である。その
ためには、BC、レンズのサイズ、周辺部デザインを、適切に選択しなけ
ればならない。

ベースカーブ（BC）の選択

　"スティープ"では、レンズの周辺部は角膜に強く接し、中央部では角
膜から離れている状態であり、フルオレセインパターンでは周辺部が暗く、
中央部は明るく染色される。一方、"フラット"では、レンズの中央部で
角膜との接触が強く、周辺部では角膜から離れた状態で、フルオレセイン
パターンでは中央部が暗く、周辺部が明るく染色される。HCL は瞬目に
よって上方に移動した後、ゆっくりと下降し、角膜中央で安定するのが理
想である。"スティープ"な HCL の動きは速く直線的であり、"フラット"

コンタクトバイト

237

なHCLの動きは蛇行しながらゆっくり下降する。HCLではフルオレセイン染色することで、瞬目に伴い、レンズが上下に動く際にレンズ下の涙液が交換されるのが観察される。"スティープ"や"タイト"の場合は、涙液交換がほとんどなされない。

レンズサイズの選択

　眼瞼と角膜の位置関係も重要である。上眼瞼が角膜上部を覆っている場合は上眼瞼によるHCLの保持が期待できるが、上眼瞼が角膜上部を覆っていない場合は上眼瞼によるHCL保持が期待できないため、HCLのサイズを小さくしややスティープなBCのHCLを角膜中央にフィットさせる方法がある。一般的には、瞼裂幅が広い症例では大きなサイズのHCLを選定しないと良好なセンタリングが得られず、一方で瞼裂幅が狭い症例ではサイズの違いによってセンタリングが変化することは少ないが、サイズが大きいと異物感を訴えることが多い。また、角膜曲率半径や角膜径が大きい症例ではサイズを大きくし、角膜曲率半径や角膜径が小さい症例ではサイズを小さくする。

周辺部デザインの選択

　周辺部デザインが異なると、同じサイズやBCのHCLであっても、フィッティングに違いが生じる。HCLの内面はBC、ブレンド、ベベルから成り、角膜前面からのエッジの浮き上がりを「エッジリフト」という。角膜の形状は単一カーブではなく、周辺部にいくにつれて次第にフラットになっているので、HCLの内面の周辺部にも緩やかなカーブを持たせる必要があり、HCLによってそれぞれ特有の周辺部デザインが設計されている。

　周辺部デザインはHCLの動きや静止位置を変えるだけでなく、瞬目に伴うHCL下の涙液交換にも影響を及ぼす。エッジリフトが低く、ベベル幅が狭い場合は、角膜中央の曲率とHCLのBCとの関係がパラレルであっても"スティープ"に見えて、「"タイト"フィッティング」になりやすい。一方で、エッジリフトが高く、ベベル幅が広いと"フラット"に見えて、「"ルーズ"フィッティング」になりやすい。

また周辺部デザインは、装用感やレンズのくもりにも影響する。エッジリフトが低いと、角膜周辺部や結膜に機械的刺激を与えて分泌物の増加を伴い、レンズにウェットなくもりを生じる。エッジリフトが高いと装用感が悪く、レンズ表面が乾燥しやすくなるためドライなくもりを生じやすくなる。

まとめポイント

　コンタクトレンズバイトは、特に異常所見のない患者がほとんどであるため、結果的には非眼科医でも行えるバイトの一つといえる。しかし、一部の例外に遭遇した際に備えて、細隙灯顕微鏡の使用に関して最低限の事前学習をしておくことが望ましい。また一般眼科診療も担う場合があるので、勤務内容の確認は必須である。

診察室での英会話

診察室での英会話は難しくない！

　場所によってその差は大きいが、日本語を話すことができない患者を診察した経験は、どの医師も一度はあるはずだ。特に外国人旅行客がよく訪れる場所で勤務している場合は、観光客が急病にかかった場合に救急外来を受診したり、救急車で運ばれてきたりする。通訳人が同行していたり、院内の通訳人を同席させることができたり、自動翻訳機を用意していたりする場合もあるが、全ての医療機関がそこまで準備できているわけではない。よって、診療する上での最低限の英会話を身に付けておくことは大事である。

　実は、診察室での英会話は日常会話と比べると、明らかに簡単である。単語自体は専門用語であるため、その点においては難しいと感じることは免れ得ないが、文章自体は決まった言い方をするだけであるため、"決まった言い方＋単語（症状、病名、検査名など）"の単語部分を代えていけば、だいたい言いたいことが言えるようになる。難しい論文のような英語を使う必要はまったくなく（むしろネイティブスピーカーでも専門用語はわからない）、極めて単純な言葉で、時にはジェスチャーを加えて伝わるならば満点である。

　本コラムでは、その"決まった言い方＋単語（症状、病名、検査名など）"が何であるのかを、以下に説明した。まずは下記を参考にして、基礎となる自分のやり方を手に入れ、その後、自分なりにアレンジさせていくのが上達への道のりと考える。

✒ "決まった言い方＋単語（症状、病名、検査名など）" で

1. 患者呼び出し

Number ● ● ●. Mr./Ms. ▲ ▲ ▲ (family name), please come to the room No.3.

2. あいさつ

Hello, Mr./Ms. ▲▲▲.

What's wrong today?／What seems to be problem for you today?

【再診の人なら】

How are you doing today?／How are you feeling today?

3. 症状問診

【オープンクエスチョンで】

What kind of symptoms do you have?

【クローズドクエスチョンで】

Do you have〜（表の①症状一覧から当てはめる）？

Do you feel〜（表の①症状一覧から当てはめる）？

[OPQRST を中心に]

O: When did it start? Did it start suddenly or gradually?

P: Can you describe any factors that make it better or worse?

Q: How is the (pain) like? Sharp or dull?

R: Where is it about?

S: Can you rate your (pain) from 0-10 to show how bad it is. 10 is the severest one.

T: How long have you had the symptoms?

Do you have any other symptoms other than that?

（今まで聞いたもの以外にはないかチェック）

【既往歴】

Have you ever had any serious disease or got any surgery?

【薬剤歴】

Are you on any medication?

【生活歴】

アレルギー：Do you have any allergy?

たばこ：Do you smoke? How many cigarettes do you smoke per day? How long have you smoked?

飲酒：Do you drink alcohol? How often do you drink? How much do you drink in average?

体重減少：Have you noticed any changes in your weight? Like, weight loss in a very short period of time.

最終月経：Can I ask you when your last period was?

妊娠の可能性：Is there any chance you could be pregnant?

4. 身体診察

Let me examine you.／I'm going to examine you「身体診察します」

[この後は以下のように、Let me〜、I'm going to〜、Please 〜でほとんどいける]

Please open your mouth.

Let me listen to your heart/lung sound.

(Please take a) deep breath in and out.（深呼吸）

I am going to press your abdomen.

Let me know if it's painful.

Let me see your legs.

5. 検査

You're going to get〜.

You need to take〜.

Let's do〜.

I need to check your〜.

※〜に、表の②検査一覧から当てはめる。

6. 結果説明

Thank you for taking all the test. The result of them has just come in.

The blood test/urine test/CT scan/X-ray shows～.

Based on those results, It looks like you have（表の③病名一覧から当てはめる）.

＊　＊　＊

［入院が必要なとき］

I think you need to be admitted to the hospital for the treatment.

You'll get intravenous (I.V) antibiotics for about a week while you stay in the hospital. Later on, you'll take oral antibiotics for a couple of days.

［外来でよいとき］

You don't need to be admitted to the hospital right now. But, you might need to come to see me again (in a few days /a couple of weeks later).

Please come back again to see the specialist.

Also, I'm going to give you prescription（処方）for your（表の③病名一覧から当てはめる）.

［有事再診とするとき］

I'm going to give you prescription（処方）for your（表の③病名一覧から当てはめる）.

Please come back to see me again if the symptoms get worse or you have another symptom (such as fever or shortness of breath).

Do you have any other questions?

We've done for today. Take care.

表 診察室の英会話で使える英単語

①症状一覧	symptoms
頭痛	headache
腹痛	stomachache
咽頭痛	sore throat
胸痛	chest pain（heartache は甘酸っぱいやつ）
筋肉痛	muscle pain/sore muscles
関節痛	joint pain
背部痛	back pain
生理痛	period pain
痛み全般	pain around/in（体のパーツ）
咳	cough
しつこい咳	persistent cough
痰	phlegm（cough up phlegm で使う）
鼻汁	runny nose
熱	fever
倦怠感	sluggish/dull/tired/fatigue
下痢	diarrhea
嘔気	nausea
嘔吐	vomit
めまい	dizzy
不快感	feel something wrong around〜
便秘	constipation
息切れ	shortness of breath
動悸	heart pounding/palpitaion
出血する	bleeding from（体のパーツ）
かゆい	itchy
寒気	chills
胸焼け	heart burn

しびれ	numb/asleep
腫れる	be swollen（受動態で）
浮腫む（腫脹する）	swelling of（体のパーツ）（edema は医学用語）
水疱	blister
発疹	rash
ズキズキ痛む	throbbing pain
押されるような	pressure-like
チクチク痛む	pricking pain
締め付けられる様な筋肉の痛み	cramping pain
絞られるような	squeezing（squeeze pimple：ニキビを潰す）
②検査一覧	test
血液検査	blood test
尿検査	urine test
レントゲン	X-ray
エコー	ultra sound
心電図	ECG（electrocardiogram）
CT	CT scan（scan をつけないと変）
MRI	MRI
③病名一覧	name of a disease
高血圧	hypertension
高脂血症	hyperlipidemia
糖尿病	diabetes
心筋梗塞	myocardial infarction
脳卒中	stroke
～の病気	～disease
中耳炎	ear infection
胃腸炎	stomach flu
帯状疱疹	shingles
口内炎	canker sore

6 章

その他

26 内視鏡

概要

　内視鏡検査は、医師アルバイトのなかでも専門性が高いため、主に消化器内科、外科経験者が中心となることがほとんどである。総合病院のみでなく、クリニックや検診など募集案件は多いため、特に産休・育休中の女性医師にとって魅力的なバイトである。しかし、1回でさばく件数は平均して上部消化管内視鏡検査の場合で最低10件前後のことが多い。そのため、ある程度の手技を身につけた段階でバイトに挑みたいところである。

勤務内容

　大まかに分けて、内視鏡バイトは上部と下部の内視鏡検査に大別される。

　下部消化管内視鏡検査は、1回の検査あたり時間がかかることが多く、また手技の難易度も上がるため、一般の募集件数は少ない。

　それに比べて上部消化管内視鏡検査は、1検査あたり10〜15分と短時間でスクリーニングが可能なため、募集の中心は上部消化管内視鏡検査である。上部消化管内視鏡検査は午前中に施行する施設が多いため、8時半〜9時に検査がスタートして12時前

後で終了することが多い。

 ## ¥ 給料面

　地域や施設にもよるが、大体は半日で 4〜10 万円程度である。時給 1 万円を超えることが多いため、内視鏡バイトは各種ある医師バイトのなかでも高時給に入るといわれている。ほかのバイトと同じく、交通費に関しては、募集金額に含まれている場合もあるため、事前に確認が必要である。

 ## 勤務時間

　大体は午前中、平均して 4 時間程度であることが多い。ノルマ件数をこなした時点で終わることが多いため、頑張れば早く退勤できることもある。しかし、午後に下部消化管内視鏡検査バイトや外来バイトを組み合わせて、9 時〜16 時前後まで勤務する医師もいる。

PRACTICE

患者入室前の準備

　検査開始時間までに内視鏡室へ入り、ペアとなる看護師に挨拶をする。特に検診などの場合は件数が多いため、一般的な病院での検査と比較して看護師や看護助手の分業が進んでいる。そのため、主に内視鏡中に立ち会う看護師はたいてい固定で、その日の検査の間、ずっとペアで動くことが多い。

カルテで確認すべきポイント

　大体は前室で、前室担当看護師により、問診、ルート留置がなされている。検査開始時間になったら、患者ファイルが渡されるので、患者の年齢、

既往歴、内視鏡検査歴、前回使用した鎮静薬投与量を確認する（鎮静薬の有無、経鼻か経口かは、地域や施設によってそれぞれ）。

　初診でない限り、前回の内視鏡所見はカルテで確認できることがほとんど。前回の所見を確認することで、注意すべきポイントを事前に確認できるため、確認は必須（ピロリ菌感染があれば、がんリスクが上がるため事前に心構えができるなど）！！

患者入室後の流れ

挿入の準備

　患者が入室したら軽く挨拶をする。内視鏡バイトは時間との勝負となるため、看護師によって流れるように準備が進められる。患者の名前、生年月日を確認し、座位で咽頭麻酔、その後、左側臥位としてマウスピースを装着、鎮静薬を使用する場合は事前に指示した量を静注する。

　ここまでで大体5分を目安とする。しかしルート漏れなどあればその場で取り直すため、やや時間は追加されてしまう。

　その間に医師は、カルテに鎮静量の記入や自分のPPE装着、内視鏡へのゼリー塗布などを進める。

　鎮静薬が投与されたタイミングで部屋の照明を落として挿入の準備をする。鎮静の効きは人それぞれ。大酒家には効きづらいし、体格の大きい人も鎮静がかかるまで時間がかかる。時間がないからといって急いで挿入すると反射が強くて逆に時間がかかることもあるので、そこは経験的に挿入のタイミングを伺う。

スクリーニング

　スクリーニングは1件あたり大体7分前後である。そこに生検が加わったり胃内に薬剤がついていたりすると、洗浄の必要なので追加で時間がかかる。また、反射が強い人も観察に時間がかかる。鎮静薬追加や呼吸法でできるだけ時間を短縮しながら観察していく。なお、所見と判定一覧に関しては日本人間ドック学会より転載許諾をいただき、一部抜粋して巻末に添付した。

検査終了後

観察が終了したら、内視鏡を洗浄場へ戻し、カルテ記入を行う。検診バイトの場合は一般的な内視鏡レポートよりも簡易的な選択式のことが多い。そこで、反射の強さや生検の有無、コメントなど記載していく。その間に看護師は患者を起こし、付き添いまたは車椅子で患者を休憩室へ連れて行く。そして検査室の消毒、内視鏡の準備、次患者のファイルを持ってくる。

上記が大まかな1件あたりの流れであり、大体15分前後を目安とする。

まとめポイント

問診票の時点でがんハイリスク患者を抽出し、ほかより注意深くがんのスクリーニングを行う。逆に低リスク群はできるだけ早く観察を終わらせることが、検査をさばくコツである。「外来が好きじゃない」「検査だけ淡々とやりたい」という人には、かなりオススメのバイトである。上部消化管内視鏡検査は詳細な診断は難しいが、内視鏡操作自体は3ヵ月ほどみっちりやれば、ある程度できるようになる。一度身につければかなりの強みとなるため、内視鏡手技に触れる機会があればぜひオススメである。

引用・参考文献

1) 日本人間ドック学会 画像検査判定ガイドライン作成委員会. 上部消化管内視鏡健診判定マニュアル.
https://www.ningen-dock.jp/wp/wp-content/uploads/2013/09/UpperGastrointestinal
Endoscopy.pdf （2022年6月閲覧）

27 麻酔

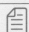 概要

麻酔バイトでは、単発や継続的な契約の下で手術麻酔を行う。麻酔を行う環境として、常勤の麻酔科医がいる病院もあれば、麻酔科医は自分以外一切いない病院もある。

朝から夕方までの日勤帯の予定手術麻酔を行う形態や、夜間や休日などのオンコール帯の当番を持ち、呼び出しに応じて手術麻酔を行う形態がある。

若手の場合には常勤の麻酔科医の指示の下で麻酔を行うこともあるが、標榜医以上になると麻酔計画をはじめ、導入・維持・抜管まで全ての行為を一人で行わなくてはならないことも多い。

 勤務内容

担当となる手術の麻酔を行う。術前診察や麻酔同意書の取得は事前に行われていることも多いが、場合によっては自ら行う。

契約の内容にもよるが、与えられた勤務時間内の範囲、もしくは割り振られた症例を最後まで責任を持って麻酔を行う。

 給料面

地域または病院間での差が非常に大きい。麻酔科標榜医以上な

らば麻酔管理料（I）を加算することができるため1日あたり10万円程度となるが、後期研修医2年目までは麻酔管理料（I）を加算できないため、それよりも抑えられることが多い。病院によっては専門医や指導医を取得しているとさらに給与が高くなることもある。

　契約内容として、1日あたりの給料を提示する病院もあれば、症例件数による給与、さらには麻酔料を反映した給与を算出する病院もある。オンコールの場合は、当番の基本給に加え、実際に緊急手術麻酔を行うごとに給与が生じる契約などがある。

 ## 勤務時間

　始業時間は日勤の場合、各病院のカンファレンスや入室時間によるが、8〜9時ごろ。終了時間は、日勤帯の契約だと17時前後、症例ごとの契約ならば担当症例の麻酔が終わる時間までとなる。オンコール当番ならば、受け持った時間が勤務時間となる。

PRACTICE

　基本的な手術麻酔の方法については、各人の麻酔科医として日々行っている麻酔方法に準じて差し障りはない。

　駆け出しの麻酔科医として「初めての麻酔バイト」を行う若手に向けて、少しでも緊張せず、平常心でいつも通りの麻酔を行うことで、安全な手術麻酔を行えるよう、以下にポイントを少しだけ記した。

術前のポイント

出勤

　手術室は病院の中でも非常にわかりにくく、簡単に入ることができない場所にある。正面玄関は空いていない時間に出勤することがほとんどであ

る。手術室へ行くまでのセキュリティーや、更衣室への入室、手術着への着替え、帽子、マスクの確保にはかなりの時間を要す。そのため、初日はかなり時間に余裕を持って出勤することが望ましい。その後、カンファレンス室もしくは麻酔科待機室へ伺う。

その間に、各手術室スタッフへの挨拶を行うことを忘れてはならない。毎日同じ空間で働いている人から見たら、見慣れない人の存在はかなり目立つため、常に見られていることを意識し、行動することが円滑な麻酔へとつながる。

術前カンファレンス

常勤の麻酔科医と共に出席する。症例を提示され、患者の情報が書かれている紙などを受け取ることもある。麻酔計画を指定されることもある。

カンファレンスがない場合や、ほかに麻酔科医がいない場合は、何らかの担当症例の情報を受け取る。手術当日、術前診察に伺い、麻酔計画を立てることもある。

麻酔計画

自身の方針と施設の方針をすり合わせて検討する。神経ブロックなど自信がない手技は、その旨をきちんと相談することが大切である。できないことよりも、できないことを隠して挑戦することは、少なくともバイトでは避けたい。

術前準備

どこまで準備がなされ、どこから自身で準備を行うかは、各施設によりさまざまである。デバイスの準備など、さまざまな疑問点はそのつど、麻酔科医、コメディカルの方々に相談するとよい。

そのため、担当する手術室にいる看護師さんや臨床工学技士さんとの良好なコミュニケーションを築く上で、入室時は挨拶などの声掛けを、ぜひ推奨する。どんなに緊張していても、絶対に高圧的な態度で接してはならない。朝の準備の時間帯でのコミュニケーションの形成が術中の良好な連携へつながる。

[術前準備で気をつける点]

▶ **麻酔器作業点検**：特に初めて触る麻酔器に注意。リークテスト、吸引準備は確実に。

▶ **麻薬・麻酔薬**：必要に応じて。各薬剤の規格違いに注意すること。特にレミフェンタニルは2mgと5mgの規格があるため、溶解生理食塩水の量を違えてはならない。筋弛緩薬の種類や麻薬、筋弛緩薬の空アンプルの扱いの違いにも注意する。

▶ **循環作動薬**：エフェドリンやフェニレフリンの希釈濃度に注意。持続ノルアドレナリンの希釈濃度も施設によりルールがある場合もある。

▶ **電解質補正**：KCLやインスリンの希釈濃度は施設の方針を十分に確認すること。

▶ **麻酔導入前**：リークテストの再確認。吸引の準備。

術中のポイント

麻酔の導入

末梢ラインや動脈ライン、挿管手技の介助などの指示は丁寧に。「いつも通り」は存在しないため、一つひとつ具体的に伝えること。

麻酔維持

特になし。慣れている麻酔を、いつも以上に慎重に行う。施設によってはさまざまなルールがあり、例えばフレッシュガスフローの指定などで低流量麻酔を禁じている施設もある。

術後のポイント

抜管

十分に気をつけて行う。

退室

周りのテンポに流されず、自分の考える最良のタイミングで退室すること（抜管したタイミングでベッドを入れてくる病院などもあるため、しっかりと自身で判断すること）。

麻酔終了後

　その日のリーダーの麻酔科医に麻酔内容を報告し、その後の指示を仰ぐ。

帰宅

　リーダーから終了の指示を確認し、帰宅とする。時間いっぱいまで働くこともあれば、担当症例を終えると帰宅許可が出ることもある。

※休憩やお昼の取り方は、交代する場合や一つの手術を終えてから入るなど、施設によりさまざまである。通常は指示があるため、それに従う。

まとめポイント

　麻酔バイトは、日々、臨床麻酔を行っているものからすれば日常業務に近い内容となるが、慣れない環境ではさまざまなミスやピットフォールが生じやすい。安全性をいつも以上に追求し続ける姿勢が必要である。どんなにアウェーな環境でも、患者さんへ安全な麻酔を行える環境を"自ら構築すること"が、麻酔科バイトにおいては最も重要である。

28 老健

INTRODUCTION

 ### 概要

老健とは老人保健施設の略である。老健は、やや極論だが、「自宅では暮らせない、でも特養とかグループホームは人気ですぐには入れない」という方の入所が多い。基本的に入所は3～4ヵ月程度が望ましいとされているが、数年入所しており最期まで過ごす入所者も多くいる。老健にいる間に特養やグループホームなど次の行き先を探し、決まり次第移る、という流れが一般的である。

また老健の特徴は、入所者100名に対し常勤医師1人の配置が決められていることである。医師は、施設長または管理者という役職を得ることとなり、施設のトップとして勤務を行うことになる。基本的には常勤であるが、常勤医師の代務として数ヵ月など短期間、勤務することもある。

まず前提として、老健の入所者は患者ではない。そのため患者ではなく、呼称は"お客様"である。病院よりもさらにホテルなどのようなホスピタリティ業の側面を併せ持つため、入所者への配慮に重きを置く必要がある。

 ### 勤務内容

メイン業務は、入所者の健康管理である。具体的には、①訴え

があった入所者の診察、②定期診察・定期採血の結果をチェックして内服調整、の2点となる。そして、①の場合、老健では多くの場合、血液検査・尿検査・迅速検査の3つしか出すことができず、さらに血液検査と尿沈渣は外注検査になる。そのため、朝一に提出してもだいたい結果が判明するのは午後からになるので、すぐに結果を知ることができない。またX線撮影はもちろん、心電図・エコーの設備も基本的にはない。そのため、問診・身体所見の重要性が非常に高くなる点が病院との大きな違いである。薬剤に関しては比較的自由に処方できるが、薬剤の費用は老健持ちになるため、薬価の高い薬剤は基本的にはNGとなる。酸素投与は、ボンベがある場合は数時間なら投与可能だが、持続投与はできない。

　また、デイケアが付属している場合は、デイケア中に体調を崩した方の診察、デイケア通所者のリハビリ進捗具合をリハビリ職員・ケアマネと共に話し合うリハビリ会議、入所希望者の入所承諾／却下を各職種代表者が集まって話し合う入所判定会議など会議に参加することも、業務の大事な部分になる。

給料面

　多くの場合、年収制度をとる。年収1～2千万円程度と、かなりばらつきがある。必ずしも週5勤務ではなく週4でも可能な場合もあることが、理由の一つと考えられる。

　また、老健の施設長は一人であるがゆえに、何らかの理由で休職してしまった場合、その代わりを急募する必要がある。その場合は、比較的高単価な給与設定となることが多い。

勤務時間

　基本的には朝8時半〜9時ごろ始業し、夕方16時半〜18時で勤務終了となる。残業はほぼない。

 求人探しポイント

　夜間・土日祝日のオンコールも、ある施設とない施設がある。ただ、ある場合でも頻度としては月に2〜3回のことが多い。電話におびえる生活にストレスを感じている場合は、あらかじめ勤務時間外のオンコール対応が必須なのかどうかを確認しておく必要がある。とても大事なことなので、これを聞いたからといって「やる気がない」と思われる心配をする必要は皆無である。

PRACTICE

　老健での勤務経験がなければ、なかなかイメージが湧きづらいと思われるため、実践上のそれぞれのポイントに移る前に、まずはざっくりとした"一日の流れ"を時系列に説明する。もちろんではあるが、施設によってやり方は多種多様であり、ここに記載されていない会議への参加やほかの業務がある場合もある。

1日の流れの例

9:00　出勤。老健での医師の立場は施設長または管理者という立場になるので、専用の部屋が用意されていることが多い。そのため、自分専用の部屋で着替えを行う。

9:30〜　入所者のいるフロアの詰め所へ行き、その日のリーダーと呼ばれる看護師から前日の勤務終了からあった出来事の報告を受ける。

　体調不良者の報告がある場合は最優先で診察を行い、①血液検査・尿検

査を出す、②診療情報提供書を書いて病院に紹介する、③投薬する、④経過観察、の４つの判断を下す（→くわしくはポイント❶）。これをそれぞれのフロアで行う。全く時間がかからない場合もあれば、発熱した入所者が多く数時間かかる場合もあるが、遅くとも昼までには、一旦朝の報告・診察は終わる。

12:00〜13:30　昼休憩

13:30〜14:30　入所判定会議（週に１〜２回）。非常に大事な業務の一つである（→くわしくはポイント❷）。

14:45〜　朝と同様、詰め所に行って報告を受け、診察を行う。朝提出した検査結果が届く時間のため、朝の回診時に提出した検査の結果と入所者の定期採血の結果を確認する（→くわしくはポイント❸）。また、毎日行うわけではないが、監査の関係上、１〜２ヵ月程度で必ず全員を一度は診察しなければならないため、定期診察を数名ずつ行う。

15:30　リハビリ会議（毎日あるわけではない）に参加する（→くわしくはポイント❹）。

16:30　勤務終了。帰宅。

老健における医師の業務のポイント

ポイント❶ 体調不良者に対する診察から判断まで

　体調不良者に対しては問診と身体所見を十分に行い、①血液検査・尿検査を出す、②診療情報提供書を書いて病院に紹介する、③投薬する、④経過観察、の４つの判断を下す。

　この判断を、入所者・その家族にとってよりよいものとなるように適切に行うことが、老健医師の腕の見せ所である。ここは人によって、非常に判断が分かれるところであるが、問診・診察・バイタルを基に緊急性を考え、緊急性や精査の必要性が高くないと考えられる場合は安易に紹介するべきではないと筆者は考える。

　老健に入所しているということは何らかの身体的・社会的理由で自宅での生活が困難な方であり、急性期病院へ受診し検査を受けるというだけで

も、入所者にとっても、家族にとっても（家族が病院へ連れて行かなければならないこともある）身体的・精神的に負担となるため、本当に必要な受診なのか今一度考える必要がある。

例えば、最終的な解決策がおそらく大がかりな手術だろうと考えられる場合は、負担のかかる受診・検査を ADL が低下した高齢者に何度も強いることが必ずしも正義ではないと思われる。ただ、専門家に聞けば「治療可能なものだった」となってしまう可能性も考えられるため、非常に難しい。逆に、「どうせ急性胃腸炎だろう」と思って整腸薬などで様子をみていたら、実は急性胆管炎だったという可能性もあるため、病院受診が必要だと考えた場合は早急に送ることも大事である。

ほかには、尿路感染を何度も繰り返している方の発熱・膿尿・細菌尿を認めた場合、医学的には一通りの検査を行い、培養も 2 セット提出して適切な抗菌薬を投与して de-escalation を行うという流れが正しい。しかし、本人・家族の負担を考えると、場合によっては診察後、老健でそのまま抗菌薬を投与して治療経過をみるほうがベターな場合もある。高齢者の誤嚥性肺炎・尿路感染症は非常に多く、全ての発熱者を無条件で病院へ送っていたら、数が多すぎて大変なことになる。また老健では、基本的な点滴（外液、維持輸液、セフトリアキソン、アセリオ®〈アセトアミノフェン〉など）であれば施設内で行うことが可能であるため、ある程度の治療であれば搬送せずとも完結することができる。

しかしそれゆえ、急性期では嫌われがちな「培養提出なしの LVFX」や「CTRX 投与後解熱しないから紹介パターン」が生まれるのである。そのため急性期病院からすると、「なぜ培養も採っていないのに抗菌薬投与を始めたのか」ということに疑問を抱くのも無理はないが、老健からすれば「粘った上での搬送」なのである。

少し脱線してしまったが、「緊急度に応じてすぐに受診する」のか「老健でできる検査を行って、結果をみてから受診するのがよい」のか、「投薬でよい」のか「経過観察でよい」のかを、病態における判断だけではなく、今一度、本人・家族にとってよりよい選択は何かという観点に立ち返

って考えてみることが重要である。

ポイント❷ 入所判定会議

　実は老健の入所に関しては、医師の意向が大きく影響する。例えば、「慢性腎不全の方は薬剤調整が難しいし、合併症も多くて管理が難しいから、受け入れない」と医師が判断すれば、実際に受け入れなくなる。自分にできないことは素直にできないと認め、その入所希望者にとってよりよい環境に行ってもらうと判断することは賛成である。しかし実際には、「なんとなく手間がかかりそうだから」という安易な理由で入所を拒否される場合も、往々にしてある。「ここで断ったら、この人は次にどこへいくのだろう？」と考えたとき、適切な行き先がはっきりと見える場合には、老健での入所を断ってもよいと思うが、なんとなくの理由で断って次の適切な行き先も提案できない場合、それは間違った判断である。例えば、末期がんの方でがん性疼痛もあるような場合は、老健よりも疼痛コントロールをしっかりしてくれる緩和ケア病院のほうが、持続酸素投与が必要な方は病院のほうが、不穏が強すぎる方は精神科病院のほうがよいだろう。このように、老健より適した行き先が想定される場合以外は、基本的には受け入れるべきである。

ポイント❸ 定期採血結果・診察

　定期採血結果・診察に関しては、［16 訪問診療（グループホーム、特養など）］を参照していただきたい。

ポイント❹ リハビリ会議

　リハビリ会議では、デイケア（通所）の方のリハビリ進捗状況について、通所者のケアマネとデイケアのリハビリ職員を交えて話し合う。通常、通所者は自分のかかりつけ病院から定期処方を受けている。リハビリがなかなか進まない場合に、「薬剤が関与してないか」、また逆に「薬剤追加をしたほうがよいのではないか」、もしくは「生活習慣をどう変えたほうがいいのか」などを、ケアマネに助言する、または質問に答える。

　しかし、ここは難しいところで、自分が主治医として診ているわけではないため、あくまで"助言"という形になる。在宅で生活している高齢者

にとって、ケアマネの存在は非常に重要である。その後の QOL を決定する最重要人物だと筆者は思っている。その重要人物にいかにわかりやすく、重要な助言をできるかが、このリハビリ会議での医師の役割である。

まとめポイント

　病院に送るべきなのか、それとも老健で粘るのか、医療面からだけでなく、本人・家族にとってよりよい選択は何かを総合的に考えることこそが、医師の腕の見せ所である。

医師の生き方の変革

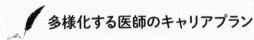

多様化する医師のキャリアプラン

ここ数年、医師のキャリアプランに大きな変革が生まれている。

これまでは医師が目指すものは、大学教授、市中病院の院長、開業医、研究者などが多かった。医道に邁進し、その道を究めることこそがよいとされ、医師以外の道を模索することはあまりなかった。当然、医師一人を育てるのにそれ相応の国の資源（1人あたり約1億円）が注ぎ込まれているため、それこそがまず求められているものと考えることは何ら不思議ではない。

しかし近年、そのあり方が変化してきている。医師免許を取得した後に、コンサルティング会社に就職する者、医薬系会社に就職する者、Youtuberになる者など、非常に多様な選択をする医師が増えてきた。

医療界を外から眺めて気付いたこと

実は筆者もその一人であり、初期研修修了後、慢性期病院でバイトを数ヵ月した後、カナダでビジネススクールに通いながら医療機器のコンサルティング会社に1年勤務した。医師という職業をやめたかったわけではなく、一度外から医療界をみてみたいと思っていたのが、一番の理由であった。

そして、それらの経験を通して、非常に多くのことを学んだ。医療業界を俯瞰的にみることで、医師という職業の良い面と悪い面を新たな視点から捉えることができた。

まずは、やはりその職業の優遇性である。給料はさることながら、"先生"と呼ばれる職業であるがゆえに、基本的に営業をする必要がない。そ

のため、日本の多くの会社員が行っているようにクライアントに対して過剰に気を使ったり、接待をしたりする機会がない。

そして仕事内容も極めて専門性が高く、非常にやりがいを感じるものばかりである。もともと医学部に入学した者の多くは、医療に興味があり、人の命を救いたいという熱意を持っている。そのため自分が勉強したい、究めたい分野を学びながら仕事でアウトプットし、そのなかで新たなことをインプットしていくという、まさにやりたいことをやって生きている、非常に恵まれた職業である。

しかしその一方で、医師という職業が優遇されているがゆえに悪い面も見えてきた。それは、一般的に社会人が身に付けていくべきスキルをあまり習わず過ごしているところである。例えば、医師－患者の立場は、医療知識以外においては対等な立場であるべきだが、実際には"お医者様"として扱われることも少なくない。そのため、本来クライアントであるはずの患者に対し、横柄な態度で接したり、誠実さに欠ける行動をしたりする医師がいる。

しかし、これは医師に限ったことではなく、医療従事者全体に言えることだと思う。通常そのような態度を取ってしまったら、クライアントが離れてしまうため仕事にならない。そのため、クライアントに対する接し方を嫌でも学んでいく。しかし、医師を含めた医療従事者はある意味、独占企業であるがゆえに、その努力をせずとも営業できてしまう。そのため、自分も医師という職業を離れ、会社員を経験することで、いかに営業が難しいかということを痛感し、それを学んでいくうちに患者に接するときのよりよい方法を習得することができるようになった。そういった経験をした上で、医師という職業に戻った。

自分とは違い、ほかの業界に進出してみることで新たな自分の可能性に気付き、違う道へ進むものもいるだろう。逆に自分のように、いったん外に出た経験があるからこそ、医療の質向上に還元することもできるだろう。いずれにせよ、医師の生き方が多様化しているように、柔軟に対応する能力は、医師にも求められている重要な力なのだと思う。

巻末参考資料

腹部超音波検診判定マニュアル改訂版（2021 年）(一部引用)

心電図健診判定マニュアル (一部引用)

胸部エックス線健診判定マニュアル (一部引用)

上部消化管内視鏡健診判定マニュアル (一部引用)

日本消化器がん検診学会他「腹部超音波検診判定マニュアル改訂版（2021年）」[1] および、日本人間ドック学会「心電図健診判定マニュアル」「胸部エックス線健診判定マニュアル」「上部消化管内視鏡健診判定マニュアル」[2] より、転載許諾を得て、判定区分の表を著者が一部引用の上、掲載しています。正確な情報は元文献をご確認ください。

1) 日本消化器がん検診学会 超音波検診委員会 腹部超音波検診判定マニュアルの改訂に関するワーキンググループ，日本超音波医学会 用語・診断委員会 腹部超音波検診判定マニュアルの改訂に関する小委員会．日本人間ドック学会 健診判定・指導マニュアル作成委員会 腹部超音波ワーキンググループ．腹部超音波検診判定マニュアル改訂版（2021 年），日消がん検診誌．2022，60，125-181.
2) 日本人間ドック学会 HP：基本検査項目／判定区分. https://www.ningen-dock.jp/other/inspection （2022 年 7 月閲覧）

腹部超音波検診判定マニュアル改訂版（2021年）（一部引用）

※日本消化器がん検診学会他「腹部超音波検診 判定マニュアル改訂版（2021年）」[1]より
　転載許諾を得て、判定区分の表を著者が一部引用の上、掲載しています。正確な情報は
　元文献をご確認下さい。

カテゴリー

カテゴリー0	描出不能	装置の不良，被検者・検者の要因などにより判断不能の場合。
カテゴリー1	異常なし	異常所見はない。
カテゴリー2	良性	明らかな良性病変を認める。正常のバリエーションを含む。
カテゴリー3	良悪性の判定困難	良悪性の判定困難な病変あるいは悪性病変の存在を疑う間接所見を認める。高危険群を含む。
カテゴリー4	悪性疑い	悪性の可能性の高い病変を認める。
カテゴリー5	悪性	明らかな悪性病変を認める。

・選択された超音波画像所見に応じて，がんに関してのカテゴリー，超音波所見（結果通
　知表記載）ならびに判定区分が決まる。
・カテゴリーは，がん発見のための判定基準であるが，超音波検査で認められる所見の集
　約である。

判定区分

A	異常なし	
B	軽度異常	
C	要再検査（3・6・12か月）・生活改善	
D（要医療）	D1	要治療
	D1P	要治療（緊急を要する場合）
	D2	要精検
	D2P	要精検（緊急を要する場合）
E	治療中	

破裂の可能性の高い腹部大動脈瘤や大動脈解離などのように緊急を要すると判定された場
合は，D1P，D2P（P：パニック所見）と判定する。

・再検査は，必要に応じ医療施設で行うが，再検査12か月は，翌年の検診受診を強く推
　奨するものとする。
・ほかの医療機関で精査後，その医療機関で経過観察を続けている場合は，判定区分を
　CまたはEとしてもよい。但し，がんの高危険群に対しては医療機関での検査内容を聞
　き取り，判定区分をD2としてもよい。
・カテゴリー3の病変については，少なくとも過去2回以上の結果で経時変化がなければ，
　判定区分をCとしてもよい。

●各臓器のカテゴリーおよび判定区分表

「肝臓」

「肝臓」

超音波画像所見	カテゴリー	超音波所見 （結果通知表記載）	判定区分
切除後 移植後	2	肝臓部分切除後 肝臓移植後	B
局所治療後	3	肝臓局所治療後	C
先天的な変形	2	肝臓の変形	B
描出不能	0	肝臓描出不能	D2
びまん性病変			
高輝度肝・肝腎（脾）コントラスト有り・深部方向の減衰増強・肝内脈管の不明瞭化のいずれかを認める	2	脂肪肝	C
肝縁鈍化・実質の粗造なエコーパターンおよび肝表面の結節状凹凸を認める（いずれか）	3	慢性肝障害疑い	C
肝縁鈍化・実質の粗造なエコーパターンおよび肝表面の結節状凹凸を認める（すべて）	3	慢性肝障害	D2
充実性病変			
充実性病変を認める	3	肝腫瘤	C
カテゴリー3 判定区分 D2 のびまん性病変の合併がある充実性病変	4	肝腫瘍疑い	D2
最大径　15mm ≦	4	肝腫瘍疑い	D2
肝腫瘍性病変			
マージナルストロングエコー・カメレオンサイン・ワックスアンドウエインサイン・ディスアピアリングサインのいずれかを認める	2	肝血管腫	C
辺縁低エコー帯・後方エコー増強・多発のいずれかを認める	4	肝腫瘍疑い	D2
末梢胆管の拡張	4	肝腫瘍疑い	D2
モザイクパターン・ブライトループパターン・ハンプサインのいずれかを認める	5	肝腫瘍	D1
クラスターサイン・ブルズアイパターンのいずれかを認める	5	肝腫瘍	D1
肝内胆管・血管のいずれかに断裂・腫瘍塞栓を認める	5	肝腫瘍	D1
嚢胞性病変			
嚢胞性病変（大きさを問わず以下の所見を認めない）	2	肝嚢胞	B
充実部分（嚢胞内結節・壁肥厚・隔壁肥厚）および内容液の変化（内部の点状エコー）などを認める 注1)	4	肝嚢胞性腫瘍疑い	D2
末梢胆管の拡張 注2)	3	肝内胆管拡張を伴う肝嚢胞	D2
その他の所見			
石灰化像	2	肝内石灰化・肝内結石	C
気腫像	2	胆道気腫	B
肝内胆管拡張　最大径 4mm ≦（胆嚢切除後　6mm ≦）	3	肝内胆管拡張	D2
但し，乳頭部近傍の胆管まで異常所見なし	2	胆管拡張	C
血管異常	2	肝血管異常	D2
異常所見なし	1	肝臓異常所見なし	A

注 1) 嚢胞性病変で明らかに壁に厚みを持った場合には全て壁肥厚とする。
　　　内容液の変化（嚢胞内出血・感染など）も，腫瘍性の可能性が否定できないため，
　　　要精査の対象とする。

注 2) 肝嚢胞により末梢胆管が拡張している場合には，嚢胞性腫瘍の合併の可能性や治療
　　　適応のある症例が含まれるため，要精査とする。

「胆嚢・肝外胆管」

「胆嚢・肝外胆管」			
「胆嚢」			
超音波画像所見	カテゴリー	超音波所見 （結果通知表記載）	判定区分
切除後	0	胆嚢切除後	B
描出不能	0	胆嚢描出不能	D2
壁評価不良^{注1)}	3	胆嚢壁評価不良	D2
形態異常			
最大短径　36mm ≦	3	胆嚢腫大	D2
但し，乳頭部近傍の胆管まで異常所見なし	2	胆嚢腫大	C
壁肥厚			
びまん性肥厚（体部肝床側にて最大壁厚　4mm ≦）	3	びまん性胆嚢壁肥厚	D2
但し，小嚢胞構造あるいはコメット様エコーを認める	2	胆嚢腺筋腫症	C
壁の層構造の不整あるいは断裂を認める	4	胆嚢腫瘍疑い	D2
限局性壁肥厚（壁の一部に内側低エコーを認める）	4	胆嚢腫瘍疑い	D2
但し，小嚢胞構造あるいはコメット様エコーを認める	2	胆嚢腺筋腫症	C
隆起あるいは腫瘤像（ポリープ）			
有茎性			
最大径＜ 5mm	2	胆嚢ポリープ	B
最大径　5mm ≦，＜ 10mm	3	胆嚢腫瘤	C
但し，桑実状エコーあるいは点状高エコーを認める	2	胆嚢ポリープ	B
最大径 10mm ≦	4	胆嚢腫瘍疑い	D2
広基性（無茎性）	4	胆嚢腫瘍疑い	D2
但し，小嚢胞構造あるいはコメット様エコーを認める	2	胆嚢腺筋腫症	C
付着部の層構造の不整あるいは断裂を認める	5	胆嚢腫瘍	D1
その他の所見			
結石像（石灰化像を含む） 　気腫像	2	胆嚢結石 胆道気腫	C
デブリエコー（結石像と別に記載）	3	胆泥	D2
異常所見なし	1	胆嚢異常所見なし	A

「肝外胆管」			
超音波画像所見	カテゴリー	超音波所見 （結果通知表記載）	判定区分
切除後	0	肝外胆管切除後	B
描出不能	0	肝外胆管描出不能	D2
形態異常			
最大径 8mm ≦，胆嚢切除後は 11mm ≦	3	胆管拡張	D2
但し，乳頭部近傍の胆管まで異常所見なし	2	胆管拡張	C
嚢腫状あるいは紡錘状の形状	4	膵・胆管合流異常疑い	D2
壁肥厚			
最大壁厚 3mm ≦ あるいは壁の一部に内側低エコーを認める	3	胆管壁肥厚	D2
粘膜面不整	4	胆管腫瘍疑い	D2
層構造不整	5	胆管腫瘍	D1
隆起あるいは腫瘤像（ポリープ）			
隆起あるいは腫瘤像を認める	4	胆管腫瘍疑い	D2
付着部の層構造の不整あるいは断裂を認める	5	胆管腫瘍	D1
その他の所見			
結石像（石灰化像を含む）	2	胆管結石	D1
気腫像	2	胆道気腫	B
デブリエコー（結石像と別に記載）	3	肝外胆管胆泥	D2
異常所見なし	1	肝外胆管異常所見なし	A

注 1）萎縮や胆石により壁評価ができないものや、食後胆嚢で壁評価ができないものを含む。

「膵臓」

「膵臓」			
超音波画像所見	カテゴリー	超音波所見 (結果通知表記載)	判定区分
切除後	0	膵臓切除後	B
部分切除後	2	膵臓部分切除後	C
描出不能	0	膵臓描出不能	D2
形態異常			
先天的な変形	2	膵臓の変形	B
最大短径　＜10mm	2	膵臓萎縮	D2
最大短径　30mm ≦	2	膵臓腫大	D2
限局性腫大	2	膵臓の変形	B
エコーレベルの低下・実質の粗造なエコーパターン・ 　主膵管や脈管の不明瞭化のいずれかを認める	4	膵腫瘍疑い	D2
主膵管拡張			
体部にて最大短径　3mm ≦	3	膵管拡張	D2
主膵管内に結節を認める	4	膵腫瘍疑い	D2
下流側の狭窄を認める	4	膵腫瘍疑い	D2
充実性病変			
高エコー腫瘤像	2	膵腫瘤	C
最大径 15mm ≦	3	膵腫瘤	D2
低(等)エコー腫瘤像または高低混在エコーを呈する腫瘤像	4	膵腫瘍疑い	D2
主膵管・肝外胆管・膵周囲血管のいずれかの途絶を認める	5	膵腫瘍	D1
嚢胞性病変（分枝の拡張を含む）			
最大径　＜5mm	2	膵嚢胞	B
最大径　5mm ≦	3	膵嚢胞	D2
充実部分（嚢胞内結節・壁肥厚・隔壁肥厚）および内容液 の変化（内部の点状エコーなど）を認める [注1)]	4	膵嚢胞性腫瘍疑い	D2
その他の所見			
石灰化像	2	膵石または膵内石灰化	C
血管異常	2	膵血管異常	D2
異常所見なし	1	膵臓異常所見なし	A

注1)　内容液の変化（嚢胞内出血・感染など）も，腫瘍性病変の可能性が否定できないた
　　　め要精査の対象とする。

271

「脾臓」

「脾臓」			
超音波画像所見	カテゴリー	超音波所見 (結果通知表記載)	判定区分
切除後	0	脾臓切除後	B
局所治療後	2	脾臓局所治療後	C
描出不能	0	脾臓描出不能	B
形態異常			
先天的な変形	2	脾臓の変形	B
最大径　　10cm ≦ ，＜ 15cm	2	脾臓腫大	B
最大径　　　　　　　　15cm ≦	3	脾臓腫大	D2
充実性病変			
高エコー腫瘤像	3	脾腫瘤	D2
低エコー腫瘤像	4	脾腫瘍疑い	D2
高・低エコー混在腫瘤像	4	脾腫瘍疑い	D2
中心部高エコー	5	脾腫瘍	D1
嚢胞性病変			
嚢胞性病変（大きさを問わず以下の所見を認めない）	2	脾嚢胞	B
充実部分（嚢胞内結節・壁肥厚・隔壁肥厚）および内容液の変化（内部の点状エコー）などを認める[注1]	4	脾嚢胞性腫瘍疑い	D2
その他の所見			
石灰化像	2	脾内石灰化	B
血管異常	2	脾血管異常	D2
脾門部充実性病変	3	脾門部腫瘤	D2
内部エコー均一で脾臓と同等のエコーレベルの類円形腫瘤像	2	副脾	B
異常所見なし	1	脾臓異常所見なし	A

注 1）　嚢胞性病変で明らかに壁に厚みを持った場合には全て壁肥厚とする。
　　　　また，内容液の変化（嚢胞内出血・感染など）も嚢胞性腫瘍の可能性が否定できないため，カテゴリー4，判定区分 D2 とする。

272

「腎臓」

超音波画像所見	カテゴリー	超音波所見 （結果通知表記載）	判定区分
切除後	0	腎臓切除後	B
部分切除後・腎移植後	2	腎臓部分切除後・ 腎臓移植後	B
描出不能	0	腎臓描出不能	D2
形態異常			
最大径が両側とも　12cm ≦	3	腎臓腫大	D2
最大径が両側とも　＜8cm	2	腎臓萎縮	D2
左右の大小不同・先天的な変形など^{注1)}	2	腎臓の変形	B
輪郭の凹凸あるいは中心部エコーの解離および変形を認める	3	腎腫瘤	D2
充実性病変			
充実性病変を認める	3	腎腫瘤	D2
境界明瞭・輪郭平滑な円形病変	4	腎腫瘍疑い	D2
内部無エコー域・辺縁低エコー帯・側方陰影のいずれか 　を認める	4	腎腫瘍疑い	D2
中心部エコーの解離および変形を認める	4	腎腫瘍疑い	D2
境界明瞭・輪郭平滑な円形病変で内部無エコー域を伴う	5	腎腫瘍	D1
内部無エコー域を認め，辺縁低エコー帯・側方陰影のい 　ずれかを認める	5	腎腫瘍	D1
中心部エコーと同等以上の高輝度で輪郭不整あるいは尾引 　き像を伴う 　最大径＜40mm	2	腎血管筋脂肪腫	C
最大径　40mm ≦	2	腎血管筋脂肪腫	D2
嚢胞性病変			
嚢胞性病変を認める^{注2)}	2	腎嚢胞	B
5個以上の嚢胞を両側性に認める^{注3)}	2	多発性嚢胞腎	D2
複数の薄い隔壁あるいは粗大石灰化像を認める	3	腎嚢胞性腫瘤	C
充実部分（嚢胞内結節・壁肥厚・隔壁肥厚）および 　内容液の変化（内部の点状エコー）などを認める^{注4)}	4	腎嚢胞性腫瘍疑い	D2
その他の所見			
石灰化像			
腎実質内^{注5)}	2	腎石灰化	B
腎盂腎杯内最大径　＜10mm	2	腎結石	C
腎盂腎杯内最大径　10mm ≦	2	腎結石	D2
腎盂拡張（閉塞原因不詳）	3	腎盂拡張・水腎症	D2
軽度腎盂拡張（腎杯拡張を伴わない）	2	腎盂拡張	B
拡張部あるいは閉塞部に石灰化像	2	腎盂結石または尿管結石	D2
閉塞部に充実性病変	4	腎盂腫瘍または尿管腫瘍	D2
血管異常	2	腎血管異常	D2
異常所見なし	1	腎臓異常所見なし	A

注1) 先天的な変形（重複腎盂や馬蹄腎など）は，カテゴリー2，判定区分Bとして変形
　　　部分以外はほかと同じ評価法とする。

注2) 2つ以下の薄い隔壁，微小石灰化を認める嚢胞はカテゴリー2，判定区分Bとする。

注3) いずれかの腎の長径が片方でも9cm以下の場合は，多発性嚢胞腎よりも単純嚢胞
　　　の可能性が高く，カテゴリー2，判定区分Cとしてもよい

注4) 内容液の変化（嚢胞内出血・感染など）も，腫瘍性の可能性が否定できないため要
　　　精査の対象とする。

注5) 腎実質内か腎盂腎杯内か判断できない場合は，腎石灰化または腎結石とし，10mm
　　　未満は判定区分C，10mm以上は判定区分D2とする。

「腹部大動脈」

超音波画像所見		カテゴリー	超音波所見 (結果通知表記載)	判定区分
治療後		2	腹部大動脈治療後	B
描出不能		0	腹部大動脈描出不能	B
大動脈の限局拡張				
紡錘状拡張				
	最大短径　30mm ≦，＜ 45mm	2	腹部大動脈瘤	C
	最大短径　45mm ≦，＜ 55mm	2	腹部大動脈瘤	D2
	最大短径　55mm ≦	2	腹部大動脈瘤	D1P
嚢状拡張		2	腹部大動脈瘤	D2P
その他の所見				
フラップを認める		2	腹部大動脈解離	D2
プラークなど血管壁・内腔の異常		2	動脈硬化	C
異常所見なし		1	大動脈異常所見なし	A

※パニック所見：緊急性を要する病態の場合には判定区分に P を付け加える。

「その他」

超音波画像所見	カテゴリー	超音波所見 (結果通知表記載)	判定区分
リンパ節腫大			
短径　7mm ≦	3	リンパ節腫大	C
短径 10mm ≦　または　短径 / 長径　0.5 ≦	4	リンパ節腫大	D2
腹腔内貯留液			
貯留液を認める	3	腹水	D2
胸腔内液貯留			
貯留液を認める	3	胸水	D2
心腔内貯留液			
貯留液を認める	2	心嚢水	D2
腹腔・後腹膜・骨盤腔（副腎を含む）			
腫瘤像を認める	3	腹部腫瘤	D2

心電図健診判定マニュアル（一部引用）

＊日本人間ドック学会「心電図健診判定マニュアル」[2] より転載許諾を得て、判定区分の表を著者が一部引用の上掲載しています。正確な情報は元文献をご確認下さい。

判定区分

判定区分	
A	異常なし
B	軽度異常あるも日常生活に支障なし
C	異常があり再検査、または経過観察を要する
D1	要治療
D2	要精密検査
E	治療中

正常

心電図所見	判定区分	ミネソタコード
正常	A	1-0

Q、QS 波

心電図所見	判定区分	ミネソタコード
境界域 Q 波	C	1-2-1〜5、7
III、aVF の Q 波	C	1-2-6、1-3-4
R 波増高不良	D2	1-2-8
異常 Q 波	D2	1-1

QRS 軸遍位

心電図所見	判定区分	ミネソタコード
軽度な右軸偏位（90°～119°）	B	2-3
右軸偏位（120°～–150°）	B	2-2
左軸偏位（–30°～–90°）	B	2-1
極端な軸偏位（–91°～–149°）	B	2-4
不定軸	B	2-5

高い R 波

心電図所見	判定区分	ミネソタコード
左室高電位	C/D2	3-1、3-3
右室高電位	C	3-2
両室高電位	D2	3-4

ST 接合部と ST 下降

心電図所見	判定区分	ミネソタコード
軽度 ST-T 低下の疑い（上行傾斜型・U 字型）	C	4-4
軽度 ST-T 低下（水平型・下降傾斜型）	D2	4-2
軽度 ST-T 低下の疑い（下降傾斜型）	D2	4-3
ST-T 低下（水平型・下降傾斜型）	D2	4-1

ST 上昇

心電図所見	判定区分	ミネソタコード
ブルガダ型 ST 上昇（coved 型）	D2	9-2-3、9-2-4
ブルガダ型 ST 上昇（saddle back 型）	D2	
早期再分極	C	9-2-1
ST 上昇	C	

T 波

心電図所見	判定区分	ミネソタコード
R/10 >陽性 T > R /20	B	5-5
R/20 >陽性 T	B	5-4
陰性 T 波< 0.1mV、二相性、平低 T	C	5-3
0.5mV >陰性 T 波≧ 0.1mV	C	5-2
陰性 T 波≧ 0.5mV	D2	5-1

房室伝導障害

心電図所見		判定区分	ミネソタコード
PQ 短縮		C	6-5
I度房室ブロック	PQ ≧ 0.22 秒	C	
II度房室ブロック（Wenckebach）		C/D2	6-2-3
II度房室ブロック（Mobitz）		D2	6-2-1
II度房室ブロック（2：1）		D2	6-2-2
完全房室ブロック		D1	6-1
WPW 症候群		C/D2	6-4
間欠性房室変行伝導		B	6-6
人工ペースメーカー調律		E	6-8

心室伝導障害

心電図所見	判定区分	ミネソタコード
RSR′パターン	B	7-5
不完全右脚ブロック	B	7-3
間欠性完全右脚ブロック	C	7-2-2
完全右脚ブロック	C	7-2-1
不完全左脚ブロック	B	7-6
左脚前枝ブロック	C	7-7
左脚後枝ブロック	C	
間欠性完全左脚ブロック	D2	7-1-2
完全左脚ブロック	D2	7-1-1
心室内ブロック	D2	7-4
完全右脚ブロック + 左脚前枝ブロック	D2	7-8
完全右脚ブロック + 左脚後枝ブロック	D2	

不整脈

心電図所見		判定区分	ミネソタコード
洞性不整脈		B	8-9-2
洞頻脈	心拍数 101-	D2	8-7
心拍過多	心拍数 86-100	C	
洞徐脈	心拍数 45-49	A	8-8
	心拍数 40-44	C	
	心拍数 -39	D2	
上室期外収縮・心室期外収縮		B	8-9-1
上室期外収縮（頻発）　記録の 10%以上		C	8-1-1
持続性上室調律、冠状静脈洞調律		C	8-4-1、8-9-4
多形性・連発性上室期外収縮		D2	
上室頻拍		D1	8-4-2
心房細動		D2	8-3-1
心房粗動		D1	8-3-2
心室期外収縮（頻発）　記録の 10%以上		C	8-1-2
多源性心室期外収縮		D2	
心室細動・頻拍		D1	8-2-1、3
房室解離		D2	8-6
洞房ブロック・洞停止・洞不全症候群		D2	8-5
確定できない不整脈		C/D2	8-9-9

その他

心電図所見		判定区分	ミネソタコード
低電位差		B	9-1
右胸心		B	9-7
右房性 P 波		B	9-3-1
左房性 P 波		B	9-3-2
高い T 波		B	9-5
陰性 U 波		D2	9-6
QT 間隔延長	QTc 450ms 以上 481ms 未満	C	9-9
	QTc 481ms 以上	D2	
QT 間隔短縮	QTc 350ms 未満	C	

胸部エックス線健診判定マニュアル（一部引用）

＊日本人間ドック学会「胸部エックス線健診判定マニュアル」[2]より転載許諾を得て、判定区分の表を著者が一部引用の上掲載しています。正確な情報は元文献をご確認下さい。

病名

病 名	判定区分
【肺内病変】	
肺炎	D2 D1
肺化膿症	D2 D1
肺結核	D2 D1
非結核性抗酸菌症	D2 D1
肺アスペルギルス症	D2 D1
肺腫瘍	D2 D1
転移性肺腫瘍	D2 D1
良性肺腫瘍	B
間質性肺炎・肺線維症	D2 D1
塵肺症（石綿肺、珪肺等）	D2 D1
サルコイドーシス	D2 D1
陳旧性肺結核	C
陳旧性肺病変	B
肺気腫	C D2
肺嚢胞症	C D2
【気道病変】	
慢性気管支炎	D2 D1
びまん性汎細気管支炎	D2 D1
気管支拡張症	D2 D1
中葉症候群	D2 D1
【縦隔病変】	
縦隔腫瘍	D2
縦隔気腫	D2
【胸膜病変】	
胸膜炎（胸水）	D2
気胸	D2
胸膜腫瘍	D2
陳旧性胸膜炎	B C
胸膜中皮腫	D2 D1
【横隔膜病変】	
横隔膜弛緩症	B
横隔膜腫瘍	D2
【肋骨病変】	
肋骨腫瘍	D2
【胸郭胸壁病変】	
胸壁腫瘍	D2
【心大血管病変】	
大動脈瘤	D2
動脈硬化	C
心不全	D2

所見

所見名	判定区分
【肺内病変】	
結節影	D2
腫瘤影	D2
空洞影	D2
浸潤影	D2
線状影	B
索状影	C D2
瘢痕像	B
石灰化影	B
無気肺	D2
シルエット・サイン	D2
肺紋理増強	B C
血管影の走行異常	B D2
肺血管影の減少	B D2
多発性結節影	D2
斑状影	D2
粒状影	D2
網状影	D2
多発輪状影	D2
嚢胞影（ブラ）	C D2
肺の過膨張	D2
【肺門疾患】	
肺門リンパ節腫大	D2
肺動脈拡張	C D2
【気道病変】	
気管狭窄	D2
気管偏位	D2
気管支壁の肥厚像	C D2
気管支拡張像	C D2
【縦隔病変】	
縦隔の腫瘤影	D2
縦隔拡大	D2
縦隔リンパ節腫大	D2
縦隔気腫	D2
縦隔の石灰化影	B
食道裂孔ヘルニア	B C
【胸膜病変】	
胸水	D2
気胸	D2
胸膜の腫瘤影	D2
胸膜肥厚	B
胸膜癒着	B
胸膜の石灰化影	B D2
胸膜プラーク	D2
【横隔膜病変】	
横隔膜ヘルニア	D2
横隔膜の挙上	B
横隔膜の腫瘤影	D2

【肋骨病変】	
肋骨の腫瘤影	D2
肋骨の破壊像	D2
肋骨の骨硬化像	B
肋骨島	B
肋骨骨折・骨折後	B
肋骨の奇形・変形	B
【胸郭胸壁病変】	
脊椎側弯	B
脊椎後弯	B
漏斗胸	B
変形性脊椎症	B
脊椎圧迫骨折	C D2
胸郭変形	B
鎖骨骨折・骨折後	B
鎖骨の異常影	C D2
【心大血管病変】	
心陰影の拡大	C D2
大動脈の拡張像	D2
大動脈弓の突出	B
大動脈の蛇行	B
大動脈の石灰化影	B
【先天性病変】	
奇静脈葉	B
右側大動脈弓	B
右胸心	B
内臓逆位	B
【術後変化】	
胸郭形成術後	B
肺切除術後	B
気胸術後	B
胸骨縦切開術後	B
術後変化	B
乳房術後	B
【その他】	
リンパ節の石灰化影	B
異物	B C
造影剤残留	B
医療機器装置	B
ステント留置	B
シャントチューブ	B
異常所見なし	A

上部消化管内視鏡健診判定マニュアル（一部引用）

*日本人間ドック学会「上部消化管内視鏡健診判定マニュアル」[2]より転載許諾を得て、判定区分の表を著者が一部引用の上掲載しています。正確な情報は元文献をご確認下さい。

食道

内視鏡所見	判定区分	
進行食道癌	D	
早期食道癌	D	
食道異形成（dysplasia）	C・D2	
その他の悪性腫瘍	D	所見を記載する
食道潰瘍	D	
逆流性食道炎	B・C	ロサンゼルス分類（A,B,C,D）を記載する
食道静脈瘤	C・D2	色調（Cw,C$_B$）、形態（F1,2,3）、占拠部位（Li,m,s,g）、発赤部位（RC）、随伴食道炎（E）について記載する
グライコジェニック・アカントーシス	B	
異所性胃粘膜	B	
孤立性静脈拡張	B	
食道血管腫	B・C	
食道リンパ管腫	C・D2	
食道平滑筋腫	C・D2	
食道脂肪腫	C・D2	
その他の粘膜下腫瘍	C・D2	
食道顆粒細胞腫	D2	
食道乳頭腫	B	
その他の良性ポリープ	C	
カンジダ性食道炎	C	
食道メラノーシス	C・D2	悪性黒色腫の合併に注意
食道アカラシア	C・D2	
バレット食道	B・C	SSBE、LSBE の有無を記載する
食道裂孔ヘルニア	B	
食道憩室	B	
壁外性圧排所見	C・D2	
その他の食道所見		判定区分の指示は、術者の判断による
食物残渣あり（観察不能）	C	
スコープ挿入不能		判定区分の指示は、術者の判断による
異常なし	A	

胃

内視鏡所見	判定区分	
進行胃癌	D	
早期胃癌	D	
胃カルチノイド腫瘍	D	
胃悪性リンパ腫	D	
胃 MALT リンパ腫	D	
その他の悪性腫瘍	D	所見を記載する
胃腺腫	C・D	
胃粘膜下腫瘍	C・D2	GIST, 平滑筋腫・肉腫、粘膜下異所性胃粘膜など
≧ 20mm	D2	
胃過形成性ポリープ	C・D2	
胃底腺ポリープ	B	
胃潰瘍	D1	活動期（A1、A2）、治癒期（H1、H2）を記載する
胃潰瘍瘢痕	B・C	瘢痕期（S1、S2）を記載する
ESD 後の瘢痕	C・D2	
急性胃粘膜病変（AGML）	D1	
萎縮性胃炎	C・D	木村・竹本分類を記載するのが望ましい
鳥肌胃炎	C・D	
ひだ腫大型胃炎	C・D	
平坦型びらん性胃炎	C・D	
隆起型びらん性胃炎	C・D	
腸上皮化生	C・D	
胃静脈瘤	C・D2	色調（Cw,C$_B$）、形態（F1,2,3）、発赤部位（RC）について記載する
キサントーマ（黄色腫）	B	
胃血管拡張（angiodysplasia）	B	
胃憩室	B	
迷入膵	B	
胃アニサキス症	D1	
幽門狭窄	D2	
壁外性圧排所見	C・D2	
その他の胃所見		判定区分の指示は、術者の判断による
食物残渣あり（観察不能）	C	
スコープ挿入不能		判定区分の指示は、術者の判断による
異常なし	A	

285

十二指腸

内視鏡所見	判定区分	
十二指腸癌・乳頭部癌	D	
十二指腸腺腫・乳頭部腺腫	C・D2	
悪性リンパ腫	D	MALT リンパ腫、濾胞性リンパ腫など
十二指腸カルチノイド	D	
近傍臓器の悪性腫瘍の浸潤	D	
粘膜下腫瘍	C・D2	
≧ 20mm	D2	
十二指腸ポリープ	C・D2	
十二指腸潰瘍	D1	活動期（A1、A2）、治癒期（H1、H2）を記載する
十二指腸潰瘍瘢痕	B・C	瘢痕期（S1、S2）を記載する
十二指腸炎・びらん	B・C	
異所性胃粘膜・胃上皮化生	B	
Brunner 腺腫・過形成	C・D2	
十二指腸狭窄	C・D2	
十二指腸憩室	B	
壁外性圧排	C・D2	
その他の十二指腸所見		判定区分の指示は、術者の判断による
スコープ挿入不能		判定区分の指示は、術者の判断による
異常なし	A	

引用・参考文献

1) 日本消化器がん検診学会 超音波検診委員会 腹部超音波検診判定マニュアルの改訂に関するワーキンググループ．日本超音波医学会 用語・診断委員会 腹部超音波検診判定マニュアルの改訂に関する小委員会．日本人間ドック学会 健診判定・指導マニュアル作成委員会 腹部超音波ワーキンググループ．腹部超音波検診判定マニュアル改訂版（2021 年），日消がん検診誌．2022，60，125-181.
2) 日本人間ドック学会 HP：基本検査項目／判定区分．https://www.ningen-dock.jp/other/inspection（2022 年 7 月閲覧）

Ｃブックス

医師バイト・外勤 超実践マニュアル
ーありそうでなかった！専門外の診療にも
役立つバイト医のバイブル

2022年10月5日発行　第1版第1刷
2023年6月10日発行　第1版第3刷

著　者　大野 哲生

発行者　長谷川 翔

発行所　株式会社メディカ出版
　　　　〒532-8588
　　　　大阪市淀川区宮原3－4－30
　　　　ニッセイ新大阪ビル16F
　　　　https://www.medica.co.jp/

編集担当　江頭崇雄
装　　幀　市川 竜
組　　版　株式会社明昌堂
イラスト　早瀬あやき
印刷・製本　日経印刷株式会社

ISBN978-4-8404-7895-3　　Printed and bound in Japan

当社出版物に関する各種お問い合わせ先（受付時間：平日9：00～17：00）
●編集内容については、編集局 06-6398-5048
●ご注文・不良品（乱丁・落丁）については、お客様センター 0120-276-115